《伤寒论》为东汉张仲景所著，以六经辨证作为全书的纲领，有机地将理、法、方、药一线贯通，主论伤寒，兼论杂病，被后世医家奉为辨证论治的典范。

本书以赵开美复刻的《伤寒论》为蓝本，采用不类经而类方的整理方法，将《伤寒论》各方编排为桂枝汤类、麻黄汤类、葛根汤类等十八个类别，按照类别进行解释。全书在体例上设有概述、方名、药物组成、煎服法、加减法、适应证等十二个环节，力求使读者从方以识证，从证而知辨，使方证一脉贯通，而能起到纲举目张之效，用以指导临床辨证论治。

刘渡舟医书七种

王庆国　刘燕华　闫军堂　主　编

新编伤寒论类方

第 2 版

刘渡舟　编　著

武　岩　张光华
吴凤全　尉敏廷　整　理

人民卫生出版社
·北　京·

图书在版编目（CIP）数据

新编伤寒论类方 / 刘渡舟编著. — 2版. — 北京：
人民卫生出版社，2024.5
ISBN 978-7-117-36009-8

Ⅰ. ①新… Ⅱ. ①刘… Ⅲ. ①《伤寒论》-研究
Ⅳ. ①R222.29

中国国家版本馆 CIP 数据核字（2024）第 057962 号

人卫智网	www.ipmph.com	医学教育、学术、考试、健康，购书智慧智能综合服务平台
人卫官网	www.pmph.com	人卫官方资讯发布平台

刘渡舟医书七种
新编伤寒论类方
Liu Duzhou Yishu Qizhong
Xinbian Shanghanlun Leifang
第 2 版

丛书主编：王庆国　刘燕华　闫军堂
编　　著：刘渡舟
出版发行：人民卫生出版社（中继线 010-59780011）
地　　址：北京市朝阳区潘家园南里 19 号
邮　　编：100021
E - mail：pmph @ pmph.com
购书热线：010-59787592　010-59787584　010-65264830
印　　刷：北京瑞禾彩色印刷有限公司
经　　销：新华书店
开　　本：710 × 1000　1/16　　印张：12
字　　数：190 千字
版　　次：2013 年 9 月第 1 版　　2024 年 5 月第 2 版
印　　次：2024 年 7 月第 1 次印刷
标准书号：ISBN 978-7-117-36009-8
定　　价：58.00 元

《刘渡舟医书七种》再版
编写委员会

主　编　王庆国　刘燕华　闫军堂

副主编　黄英华　刘晓倩　马小娜　李长香

编　委　(按姓氏笔画排序)

马小娜　马春雷　王东华　王庆国
王雪茜　白茹云　刘　敏　刘丹彤
刘晓倩　刘燕华　闫小翠　闫军堂
孙晓东　孙晓光　李　欣　李　浩
李长香　邱　浩　邹慧琴　张　欢
张　娜　张秀平　邵　奇　林连美
郑丰杰　郑宇屹　赵宇明　郝素梅
倪胜楼　徐鹏飞　黄英华　睢丛璐

《刘渡舟医书七种》再版
整理说明

刘渡舟(1917—2001),北京中医药大学已故终身教授、“伤寒论”专业首批博士研究生导师,当代著名的中医学家、中医教育家。刘老行医、执教60余年,上溯岐黄之道,下逮诸家之说,力倡仲景之学,博采众长,学验宏富,形成了鲜明的学术思想和医疗风格,被誉为“伤寒泰斗”“经方大家”;其学术成就为中医同仁所公认,在中医学界享有盛誉。刘老以振兴中医、培育桃李为己任,在繁忙的医、教、研之余,坚持著书立说,笔耕不辍,培养后学。刘老一生著述颇丰,曾出版学术著作20余部,发表论文100余篇,为传承发扬中医药事业作出了杰出贡献。

为了系统总结刘渡舟教授的学术思想和临证经验,我们精选了最能反映刘老“治伤寒、用经方、妙用药、精临证”的学术著作,经撰次整理,辑而成帙,名为《刘渡舟医书七种》,以飨读者。这7种代表性医书分别是《伤寒论十四讲》《伤寒论通俗讲话》《新编伤寒论类方》《经方临证指南》《肝病证治概要》《伤寒论诠解》《金匮要略诠解》。这些著作集中反映了刘老行医60余年的学术经验和心血结晶,贯彻了理论和实践相结合的方针。通过阅读刘老文稿,读者可窥其学术思想和临床经验之一斑,并有助于系统地掌握刘老的临证特色和诊治经验。编撰者也希望通过这些文字全面展示刘渡舟教授的成长经历和学术成就,将一代名家的人格品质、宝贵经验以及为中医药事业不屈不挠的奋斗精神传给后世,为中国医学史树起一座不朽的丰碑。

《刘渡舟医书七种》于2013年首次出版后,由于学术质量上乘,密切联系临床,集中体现刘老学术精华,因而深受广大读者欢迎,反响良好,好评如潮。**本次修订再版主要做了以下几方面工作:①核对了原书中引用的古代医著和现代文献,并对引用有误和疏漏之处进行了更正;②对于原著中出现的文字、标点错误予以改正;③在尽量保持书稿原貌的前提下,对于文句不通顺、读之拗口之处,在不影响文字原意的前提下进行了润**

色;④原书中出现的古今字、异体字、繁体字等统一修改为现在通行的简化汉字,但是对于以往的病名、药名、计量单位等则未予改动,保持原貌。

总之,将刘老积累多年的著作、文章、讲稿等整理出版是名医工作室的重要工作之一,《刘渡舟医书七种》即是在燕京刘氏伤寒流派传承工作室(国家中医药管理局第一批全国中医学术流派传承工作室建设项目)、国医大师王庆国传承工作室,以及刘渡舟名家研究室(北京市中医管理局首批中医药“薪火传承 3+3 工程”室站建设项目)骨干成员的共同努力之下完成的。在此,谨向参与此次修订工作的各位同仁致以谢意。

第四届国医大师
燕京刘氏伤寒流派传承工作室负责人
刘渡舟名家研究室主任
北京中医药大学终身教授、博士研究生导师
王庆国

2023 年 10 月

前 言

自《伤寒论》问世以来，为之注释者，大有人在。其中提出"以方归类"的，则以清人徐灵胎为代表。徐氏博学广识，对《伤寒》造诣颇深。他认为：仲景之书乃救误之书，当时随证立方，本无定序，于是消除阴阳六经门目，但使方以类从，证随方列，使人可案证以求方，而不必循经以求证。虽于古人著书本意未必果符，而于聚讼纷呶之中，亦芟除葛藤之一术也。因此，他提出了不类经而类方的整理方法，并在这一思想指导下，写出了《伤寒论类方》一书，对《伤寒论》的研究和发展作出了不可磨灭的贡献。然而，也应该看到，徐氏在写作上还存在着文简而义略的倾向，再加上当时的条件所限，难免还有这样或那样的缺欠，这就需要我们进一步加以整理，而使其更加完善。为此，不揣肤浅，在徐氏类方的基础上，沿用了类方概证方法，又进行了加工和补充，书名曰《新编伤寒论类方》，以资与旧《类方》而有所区别。

本书引用的条文和方剂以明朝赵开美复刻的《伤寒论》为蓝本，同时还把煎服法中的"右"字均改为"上"字，在体例上设有概述、方名、药物组成、煎服法、加减法、适应证、原文、方义、选注、按语、方歌、医案选录等12个环节，力求使读者从方以识证，从证而知辨，使方证一脉贯通，则能起到纲举目张之效，用以指导临床辨证论治，而为本书之宗旨。惟书中的禹余粮丸和土瓜根导两方亡佚，故不录。

刘渡舟于北京

1983年1月5日

目 录

桂枝汤类概述

桂枝汤类计有二十一方，是全书最多的一组类方。桂枝汤类应以桂枝汤方为代表。桂枝汤用途极广，它能滋阴和阳、解肌祛风、外调荣卫、内和脾胃，故不惟发汗以止汗，且发汗而不伤正，止汗而不留邪，对于汗下后的表不解，或无关中风而荣卫不和等证，均可用其治疗。

桂枝汤的加减方法有两种不同的情况：如桂枝汤或加葛根，或加附子，或加厚朴、杏仁等，则属于治疗太阳中风兼证而设，此时仍有风邪在表不解。至于桂枝汤或者增桂枝剂量，或者增加芍药剂量，抑或减去桂枝，或减去芍药等方，乃是中风表邪已解，为治疗各类杂病而设。另外，还有只以桂枝为名（如桂枝人参汤），其实并非桂枝汤加减之方，而为了连类发明，也将它归纳于桂枝汤类进行论述。

学习本门方证，可以掌握桂枝汤的运用及其加减方证的灵活变化。还可以看到，桂枝汤的一药之增减，则原有证候面目全非，治疗的性质也随之而变。可见，经方用药如此严谨，对人的启发是很大的。

一、桂枝汤

【药物组成】

桂枝（去皮）三两　芍药三两　甘草（炙）二两　生姜（切）三两　大枣（擘）十二枚

【煎服法】

上五味、㕮咀三味，以水七升，微火煮取三升，去滓，适寒温，服一升。服已须臾，啜热稀粥一升余，以助药力。温覆令一时许，遍身漐漐微似有汗者益佳，不可令如水流漓，病必不除。若一服汗出病差，停后服，不必尽剂。若不汗，更服，依前法。又不汗，后服小促其间。半日许，令三服尽。若病重者，一日一夜服，周时观之。服一剂尽，病证犹在者，更作服。若汗不出，乃服至二三剂。禁生冷、粘滑、肉面、五辛、酒酪、臭恶等物。

【适应证】

（一）适用于太阳中风，头痛、发热、汗出、恶风、鼻鸣、流涕、干呕、舌苔薄白、脉浮缓等证。

（二）适用于表证或汗或下，而外证未解，脉见浮弱者，或下后其气上冲，或发汗后脉洪大而不烦渴者。

（三）适用于脏无他病，外见营卫失调，而时发热自汗出者。

（四）适用于头痛有热，不大便六七日，脉浮而小便色白者。

【原文】

第 12 条、13 条、15 条、16 条、17 条、19 条、24 条、25 条、42 条、44 条、45 条、53 条、54 条、56 条、57 条、91 条、95 条、164 条、234 条、240 条、276 条、372 条、387 条。

【方义】

本方为解肌祛风，调和营卫而设。桂枝辛温，通阳散寒；芍药酸苦微寒，益营敛阴。桂芍相配，于解肌中寓敛汗之意，和营中有调卫之功。生姜辛散，温胃止呕，佐桂枝以发汗通阳；大枣甘缓，助芍药以敛汗护阴；甘草调和阴阳，既可佐桂枝辛甘发散，以祛在表之邪，又可助芍药酸甘化阴，以和在内之营，而能安内攘外，调和诸药。

【选注】

吴谦等："名曰桂枝汤者，君以桂枝也。桂枝辛温，辛能发散，温通卫阳。芍药酸寒，酸能收敛，寒走阴营。桂枝君芍药，是于发汗中寓敛汗之旨；芍药臣桂枝，是于和营中有调卫之功。生姜之辛，佐桂枝以解表；大枣之甘，佐芍药以和中。甘草甘平，有安内攘外之能，用以调和中气，即以调和表里，且以调和诸药。以桂芍之相须，姜枣之相得，借甘草之调和，阳表阴里，气卫血营，并行而不悖，是刚柔相济以相和也。"（《医宗金鉴·订正仲景全书伤寒论注》卷一）

【按语】

本方发汗而不伤正，止汗而不留邪，外能解散风邪、调营卫，内能理气血、协阴阳、和脾胃。本方应用十分广泛，不仅用于外感，亦多用于杂病。凡由于气血不和、营卫失调引起的发热、汗出、脉弱等证，均可用本方治疗。仲景把桂枝汤列为第一方的意义，在于它的调和营卫、气血、阴阳，而有寓方于治的精神在内，体现了"察色按脉，先别阴阳"这一原则。

使用本方时，桂枝与芍药的剂量要相等，否则不能起到调和营卫的作用。本方凡增减桂枝、芍药任何一种药剂，都会改变其治疗的意义。

还应指出，服用桂枝汤一定要喝热稀粥，这既可助药力以发汗，又可益胃气以资汗源。服药后，应当盖被避风，而有利于发汗。此方不发汗则不能祛除风邪，但发汗以微似汗出者为佳，而不可令如水流漓。汗出中病，余药可不必再服。若不汗出，应当继续服药，并可缩短服药时间，以催促汗出。如汗不出，可连续服用二三剂，以汗出病解为目的。

本方对太阳病发热、无汗、脉浮紧的伤寒表实证，证类外感的酒客病，以及温病舌红口渴者，均应禁服。

【方歌】

桂枝汤方桂芍草，佐用生姜和大枣；

啜粥温服取微汗，调和营卫解肌表。

【医案选录】

余曾于某年夏，治一同乡杨兆彭病。先，其人畏热，启窗而卧，周身热汗淋漓，风来适体，乃即睡去。夜半觉冷，覆被再睡，其冷不减，反加甚。次日诊之，病者头有汗，手足心有汗，背汗不多，周身汗亦不多，当予桂枝汤原方：

桂枝三钱，白芍三钱，甘草一钱，生姜三片，大枣三枚。

又次日，未请复诊。后以他病来乞治，曰："前次服药后，汗出不少，病遂告瘥。药力何其峻也？"然安知此方乃吾之轻剂乎？（摘《经方实验录·桂枝汤证其二》）

二、桂枝加葛根汤

【药物组成】

葛根四两　芍药二两　生姜（切）三两　甘草（炙）二两　大枣（擘）十二枚　桂枝（去皮）二两

【煎服法】

上六味，以水一斗，先煮葛根，减二升，去上沫，内诸药，煮取三升，去滓，温服一升。覆取微似汗，不须啜粥，余如桂枝法将息及禁忌。

【适应证】

适用于太阳中风，发热汗出而兼有项背强几几证。

【原文】

第 14 条。

【方义】

桂枝汤能解肌祛风，调和营卫；加葛根，既可加强解肌祛风的作用，又可疏通经脉的凝滞，而又升腾津液，以滋润筋脉的拘紧，则项背强几几自然得愈。

【选注】

张志聪："此承上文头痛而及于项背，以见太阳循经自上而下之义也。几几者，乃短羽鸟之伸颈、鼓翼、飞翔不能之状。太阳经脉循于脊背之间，今风邪涉于分部，而经气不舒，故项背强而几几然也。循经下入，是当无汗，反汗出者，分部受邪而肌腠不密也，肌腠虚故恶风。用枝桂汤以解太阳肌中之邪，加葛根宣通经脉之气而治太阳经脉之邪。"（《伤寒论集注·伤寒论卷第一》）

【按语】

成无已云："几几者，伸颈之貌也。动则伸颈，摇身而行。项背强者，动则如之。"这是风邪客于太阳经脉，经气不能流通，筋脉失于濡养的表现。加葛根以宣通经络之滞，又可升腾津液而滋筋脉之拘急。后世还用本方治疗外感不解而有下利之证，或者治疗风寒背部痹痛，以及下颌关节炎等（也都有效）。

【方歌】

桂加葛根走经输，项背几几反汗濡；

解肌祛风滋经脉，用治柔痉理不殊。

【医案选录】

庚戌，建康徐南强得伤寒，背强、汗出、恶风。予曰：桂枝加葛根汤证。病家曰：他医用此方，尽二剂而病如旧，汗出愈加。予曰：得非仲景三方乎？曰：然。予曰：误矣。是方有麻黄，服则愈见汗多。林亿谓止于桂枝加葛根汤也。

予令去而服之，微汗而解。（摘许叔微《伤寒九十论·桂枝加葛根汤证第十九》）

三、桂枝加附子汤

【药物组成】

桂枝（去皮）三两　芍药三两　甘草（炙）三两　生姜（切）三两　大枣（擘）十二枚　附子（炮，去皮，破八片）一枚

【煎服法】

上六味，以水七升，煮取三升，去滓，温服一升。（本云桂枝汤，今加附子，将息如前法）

【适应证】

治发汗后遂漏不止，恶风寒，四肢拘急疼痛，屈伸不便，而小便难。

【原文】

第20条。

【方义】

本方用桂枝汤调和营卫，加附子扶阳温经固表。俾阳能摄阴，则漏汗止，营卫调和而诸证可愈。

【选注】

成无己："太阳病，因发汗，遂汗漏不止而恶风者，为阳气不足；因发汗，阳气益虚而皮腠不固也。《内经》曰：'膀胱者，州都之官，津液藏焉，气化则出'。小便难者，汗出亡津液，阳气虚弱，不能施化。四肢者，诸阳之本也。四肢微急，难以屈伸者，亡阳而脱液也。《针经》曰：'液脱者，骨属屈伸不利。'与桂枝加附子汤，以温经复阳。"（《注解伤寒论》卷二）

尤在泾："夫阳者，所以实腠理、行津液、运肢体者也。今阳已虚，不能护其外，复不能行于里，则汗出，小便难。而邪风之气，方外淫而旁溢，则恶风，四肢微急，难以屈伸。是宜桂枝汤解散风邪，兼和营卫，加附子补助阳气，并御虚风也。"（《伤寒贯珠集》卷一）

【按语】

桂枝加附子汤为表阳虚而风邪不解设，或治疗外邪不解而又误治伤阳之证。来路虽不尽同，然阳虚而兼外感则一。这里的辨证关键是汗出不止，然脉必浮而不沉。若汗多脉沉，则为亡阳之征，非四逆汤则不能为功。

本方还治疗风寒肢痛、脉沉而弦，而有温经散寒之用。若治风寒痹阻的肌肤麻木不仁，可酌加当归、红花等理血之品，则效果更捷。

【方歌】

桂加附子治有三，风寒肢痛脉沉弦；

汗漏不止恶风甚，肌肤麻木卫阳寒。

【医案选录】

案一：顾左，卫气素虚，皮毛不固，动则有汗。忽感风邪，始则啬啬恶寒，淅淅恶风，继而翕翕发热，头项强痛，腰臀酸楚，间以恶心、自汗淋漓。迁延两日，病势有增，四肢拘急，屈伸不和，手足发凉，十指尤冷，延余就诊。见其面带垢晦，怯手缩足，自汗颇多，气息微喘。此太阳表证，卫虚末厥，必须一鼓而克之，否则顾此失彼，难保无肢厥脉沉之虞。乃处以桂枝加附子汤，一剂而痊。

桂枝加附子汤方：川桂枝三钱，京芍药四钱，炙甘草二钱五分，熟附片五钱，生姜一钱五分，大枣十枚（劈）。[余瀛鳌 . 射水余无言医案 [J]. 江苏中医，1959（5）：16-17.]

案二：有一士人得太阳病，因发汗，汗不止，恶风，小便涩，足挛曲而不伸。予诊其脉浮而大，浮为风，大为虚。予曰：在仲景方中有两证大同而小异，一则小便难，一则小便数。用药稍差，有千里之失。仲景第七证云：太阳病，发汗遂漏不止，其人恶风，小便难，四肢微急，难以屈伸者，桂枝加附子汤。第十六证云：伤寒脉浮，自汗出，小便数，心烦，微恶寒，脚挛急，反以桂枝汤以攻其表，此误也。得之便厥，咽中干，烦躁吐逆。一则漏风小便难，一则有汗小便数，或恶风，或恶寒，病各不同也。

予用第七证桂枝加附子汤，三啜而汗止。佐以甘草芍药汤，足便得伸。（摘《普济本事方》卷第八）

四、桂枝去芍药汤

【药物组成】

桂枝（去皮）三两　甘草（炙）二两　生姜（切）三两　大枣（擘）十二枚

【煎服法】

上四味，以水七升，煮取三升，去滓，温服一升。（本云桂枝汤，今去芍药，将息如前法）

【适应证】

误下以后，心胸阳气受挫，表邪内陷，出现脉促、胸满等证。

【原文】

第 21 条。

【方义】

误下以后，心胸之阳虽伤，而犹能鼓其力以抗邪，故胸虽满而脉反促。桂枝配甘草辛甘化阳，以温心胸之阳气；生姜、大枣调和营卫，务使陷入之邪由胸出表，得以外解。去芍药之义，因其酸收，而反掣桂枝之肘，此乃治阳而远阴之义。

【选注】

成无已："太阳病下之，其脉促不结胸者，此为欲解。此下后脉促而复胸满，则不得为欲解，由下后阳虚，表邪渐入而客于胸中也。与桂枝汤以

散客邪，通行阳气。芍药益阴，阳虚者非所宜，故去之。”（《注解伤寒论》卷二）

【按语】

太阳病误下伤正，表邪乘虚内陷。表与胸通，故首先犯胸，胸阳受挫，然犹能力争，故脉来急促。“满”读为“闷”，是邪客胸中，胸阳不振的反映。邪虽入胸，从脉促分析，仍有出表之势，故用桂枝汤去芍药，调和营卫，宣通胸阳，因势利导，则诸证可愈。

本证除有胸满外，往往伴有心悸、咳逆、短气等证。

【方歌】

桂枝去芍义何居，胸满心悸膻中虚；

若见咳逆和短气，桂甘姜枣治无遗。

【医案选录】

李某，女，46 岁。患“心肌炎”，入夜则胸满气短，必吸入氧气始得缓解。切其脉弦而缓，视其舌淡而苔白。辨为胸阳不振，阴霾内阻之证。

为疏桂枝去芍药汤，两剂而证减，后又改加附子而获愈。（刘渡舟医案）

五、桂枝去芍药加附子汤

【药物组成】

桂枝（去皮）三两　甘草（炙）二两　生姜（切）三两　大枣（擘）十二枚　附子（炮、去皮、破八片）一枚

【煎服法】

上五味，以水七升，煮取三升，去滓，温服一升。（本云桂枝汤，今去芍药，加附子，将息如前法）

【适应证】

上述桂枝去芍药汤证，又见阳虚而微恶风寒证。

【原文】

第 22 条。

【方义】

误下后，脉促胸满，阳气虽力争，然已成颓势，故又见恶寒之证。于上方再加附子，温经以扶阳。

【选注】

柯韵伯：“太阳病，下之后，脉促胸满者，桂枝去芍药汤主之。若更见

微恶寒者，去芍药方中加附子主之。夫促为阳脉，胸满为阳症。然阳盛则促，阳虚亦促；阳盛则胸满，阳虚亦胸满。此下后脉促而不汗出，胸满而不喘，非阳盛也，是寒邪内结，将作结胸之脉。桂枝汤阳中有阴，去芍药之寒酸，则阴气流行而邪自不结，即扶阳之剂矣。若微见恶寒，则阴气凝聚，恐姜桂之力薄不能散邪，加附子之辛热，为纯阳之剂矣。仲景于桂枝汤一减一加，皆成温剂，而更有浅深之殊也。”（《伤寒来苏集·伤寒附翼》卷上）

【按语】

本方证情比桂枝去芍药汤更重一层。此时阳气转衰，不但脉促胸满，而且兼见恶寒，故于桂枝去芍药汤中再加附子，补阳消阴，力大气雄，方能胜任。本方不仅适用于外感病的误治变证，而且对胸阳不振、阴寒内盛的“胸痹”证也有较好的疗效。

对于本证脉促主寒主热也有争议。程郊倩说：“有阳盛而见促脉，亦有阳虚而见促脉者，当辨之于有力无力。”可见本证当为促而无力者。

【方歌】

桂枝去芍避阴寒，加附助阳理固然；

脉促无力舌质淡，胸痹治法非等闲。

【医案选录】

王某，男，36岁。自述胸中发满，甚或作痛，每逢冬季发作更甚，兼见咳嗽、气短。切其脉弦而缓，扪其手则凉而不温，问其小便则清白而长。参合上述脉证，诊为胸阳不振而阴寒上踞。

处方：桂枝9克，生姜9克，炙甘草6克，大枣7枚，附子9克。

服此方数剂，则胸满气短皆愈。（刘渡舟医案）

六、桂枝麻黄各半汤

【药物组成】

桂枝（去皮）一两十六铢　芍药　生姜（切）　甘草（炙）　麻黄（去节）各一两　大枣（擘）四枚　杏仁（汤浸，去皮尖及两仁者）二十四枚

【煎服法】

上七味，以水五升，先煮麻黄一二沸，去上沫，内诸药，煮取一升八合，去滓，温服六合。（本云桂枝汤三合，麻黄汤三合，并为六合，顿服。将息如上法）

【适应证】

太阳病八九日不解，病如疟状，发热恶寒，热多寒少，一日二三次发，面色发红，阳郁不伸而周身发痒。

【原文】

第23条。

【方义】

本方取桂枝汤、麻黄汤各三分之一的剂量，属于小汗之法。一般认为，无汗不得用桂枝汤，邪微不得用麻黄汤。本方取小剂量的桂枝汤与麻黄汤合方，吸两方之长，弃两方之短，使之疏解肌表，发散小邪，实有刚柔相济、邪去而不伤正之美。

【选注】

柯韵伯："太阳病，得之八九日，如疟状，发热恶寒，热多寒少，面有赤色者，是阳气怫郁在表不得越。因前此当汗不汗，其身必痒。法当小发汗，故以麻桂二汤各取三分之一，合为半服而急汗之。盖八九日来，正气已虚，表邪未解，不可不汗，又不可多汗。多汗则转属阳明，不汗则转属少阳。此欲只从太阳而愈，不再作经，故立此法耳。"（《伤寒来苏集·伤寒附翼》卷上）

【按语】

本证邪气虽微，但郁久不汗，其身必痒，故不汗不可，汗多也不可。用麻黄汤则嫌其峻，用桂枝汤则又虑其缓，故两方合用则愈。正如尤在泾所说："桂枝麻黄各半汤，助正之力，侔于散邪。"说得非常恰当。

【方歌】

桂加麻杏名各半，肌表小邪不得散；

面有热色身亦痒，两方合用发小汗。

【医案选录】

尝记一亲戚病伤寒，身热，头疼，无汗，大便不通已四五日。予讯问之，见医者治大黄、朴硝等欲下之。予曰：子姑少待，予为视之。脉浮缓，卧密室中，自称其恶风。予曰：表证如此，虽大便不通数日，腹亦不胀，别无所苦，何遽便下？大抵仲景法须表证罢方可下，不尔，邪乘虚而入，不为结胸，必为热利也。

予作：桂枝麻黄各半汤，继之以小柴胡，漐漐汗出，大便亦通而解。（摘《普济本事方》卷第九）

七、桂枝二麻黄一汤

【药物组成】

桂枝(去皮)一两十七铢　芍药一两六铢　麻黄(去节)十六铢　生姜(切)一两六铢　杏仁(去皮尖)十六个　甘草(炙)一两二铢　大枣(擘)五枚

【煎服法】

上七味,以水五升,先煮麻黄一二沸,去上沫,内诸药,煮取二升,去滓,温服一升,日再服。(本云桂枝汤二分,麻黄汤一分,合为二升,分再服。今合为一方,将息如前法)

【适应证】

服桂枝汤大汗出后,寒热如疟,一日二三度发。

【原文】

第 25 条。

【方义】

此证已经大汗,正气已虚,故取桂枝汤三分之二,解肌以调营卫;又寒热似疟而邪未尽解,故取麻黄汤三分之一,用以发表祛邪。

【选注】

吴谦等:“服汤不解,若形如疟,日再发者,虽属轻邪,然终是为风寒所持,非汗出必不得解,故宜桂枝二麻黄一汤,小发荣卫之汗。其不用麻黄桂枝各半汤者,盖因大汗已出也。”(《医宗金鉴·订正仲景全书伤寒论注》卷三)

徐大椿:“此与桂枝麻黄各半汤意略同。但此因大汗出之后,故桂枝略重,而麻黄略轻。”(《伤寒论类方·桂枝汤类一》)

【按语】

此证邪微而正亦受虚,故少用麻黄略开郁闭之表,增用桂枝以助正而祛邪。桂麻合剂药味全同,而药量则稍有差异。这种组方纤细不苟的精神,是值得我们学习的。

【方歌】

桂二麻一名合方,寒热如疟治法良;

大汗之后表未解,去邪同时正亦匡。

【医案选录】

刘某，女，12 岁。初春感受风寒，头疼发热。家人为购“平热散”服之，汗出较多，继之热退。然甫一日，又见发热、恶寒，其形如疟，上午发一次，下午则发作两次。切其脉浮而略数，视其舌苔薄白而润。

辨为发汗过多，而营卫之邪反稽留不解，乃法仲景之桂二麻一汤。

桂枝 5 克，白芍 5 克，生姜 5 克，炙麻黄 3 克，炙甘草 3 克，大枣 3 枚，杏仁 3 克。

服药后，微微汗出，嘱其避风慎食，因之而解。（刘渡舟医案）

八、桂枝二越婢一汤

【药物组成】

桂枝（去皮） 芍药 麻黄 甘草（炙）各十八铢 大枣（擘）四枚 生姜（切）一两二铢 石膏（碎，绵裹）二十四铢

【煎服法】

上七味，以水五升，煮麻黄一二沸，去上沫，内诸药，煮取二升，去滓，温服一升。（本云：当裁为越婢汤、桂枝汤，合之饮一升。今合为一方，桂枝汤二分，越婢汤一分）

【适应证】

太阳病日久不解，发热恶寒，热多寒少，而脉由紧变弱，寒欲化热者。

【原文】

第 27 条。

【方义】

本方是桂枝汤与越婢汤合方，但剂量较小。取桂枝和麻黄小发其汗，以散在表之邪；纳石膏之辛凉清泄，以解郁遏之热。证因“热多寒少”，故小汗中须佐辛凉而为佳。

【选注】

吴谦等：“此方即大青龙汤以芍药易杏仁也。名虽越婢辅桂枝，实则大青龙汤之变制也。去杏仁，恶其从阳而辛散；用芍药，以其走阴而酸收，以此易彼，裁而用之，则主治不同矣。以桂枝二主之，则不发汗。可知越婢一者，乃麻黄、石膏二物，不过取其辛凉之性，佐桂枝二以和表而清肌热，则是寓微汗于不发之中，亦可识也。非若大青龙汤以石膏佐麻黄，而为发汗驱肌热之重剂也。”（《医宗金鉴·订正仲景全书伤寒论注》卷三）

【按语】

此方正如《医宗金鉴》所说，名虽越婢辅桂枝，实则大青龙汤之变制也。当然，由于它的剂量甚微，而且又去掉降利肺气的杏仁，加了酸收的芍药，发汗之力就十分微弱。本方于辛温中配有石膏，就为辛凉清解之法开辟了先河。

对本方证的解释历来不一。有的医家认为："宜桂枝二越婢一汤"应接"热多寒少"下；"脉微弱者，此无阳也，不可发汗"则是阳虚之脉，而属于另一种病机，与本文无关。我们认为："脉微弱"是与脉浮紧对比而言，因邪渐化热，故脉由紧急而变弛缓，并非亡阳的微脉，况"无阳"也不等于"亡阳"。观 46 条"服药已微除，其人发烦目瞑，剧者必衄，衄乃解。所以然者，阳气重故也"。这里的"阳"指表邪而言，可见"无阳"是指表不实的意思。所以，不可用麻黄汤峻发其汗，而改用桂二越一小发其汗。以方测证，应当有热证出现。

桂枝麻黄各半汤、桂枝二麻黄一汤与桂枝二越婢一汤，是《伤寒论》中的三个小汗之方，补充了桂枝汤和麻黄汤两方之不足，适用于太阳表不解的轻证。桂麻各半汤证和桂二麻一汤证的证情单纯，仅为表邪未解，前者表邪较重，后者表邪较轻。而桂二越一汤证则非但小邪不解，且兼有内热。临床上要详细辨证，方能得心应手，用之无误。

【方歌】

桂加麻膏量要轻，热多寒少脉不丰；

小汗法中兼清热，桂二越一记心中。

【医案选录】

刘某，女，10 岁。深秋受感，迤至初冬不解，发热恶寒，每日发作数次，脉浮无力，舌质红，有薄白苔。问其二便正常，饮食尚可。辨为风寒表邪不解，寒将化热而游离于表里之间的轻证。

为疏：麻黄 3 克，桂枝 3 克，芍药 3 克，炙甘草 3 克，生姜 3 克，大枣 4 枚，生石膏 6 克，玉竹 3 克。

共服两剂，得微汗而解。(刘渡舟医案)

九、桂枝去桂加茯苓白术汤

【药物组成】

芍药三两　甘草(炙)二两　生姜(切)　白术　茯苓各三两　大枣(擘)

十二枚

【煎服法】

上六味，以水八升，煮取三升，去滓，温服一升，小便利则愈。（本云桂枝汤，今去桂枝，加茯苓、白术）

【适应证】

水结于中，经气阻于外，而出现头项强痛、翕翕发热、无汗、心下满微痛、小便不利等证。

【原文】

第28条。

【方义】

水气内停，使膀胱经气不利，用茯苓、白术健脾利水，芍药、大枣、甘草调和营卫，并能解除上腹部的痉挛疼痛。俾经气通畅，则诸证遂除。

【选注】

柯韵伯："汗出不彻而遽下之，心下之水气凝结，故反无汗而外不解，心下满而微痛也。然病根在心下，而病机在膀胱。若小便利，病为在表，仍当发汗；如小便不利，病为在里，是太阳之本病，而非桂枝症未罢也，故去桂枝，而君以苓术，则姜芍即散邪行水之法，佐甘枣效培土制水之功。此水结中焦，只可利而不可散，所以与小青龙、五苓散不同法，但得膀胱水去，而太阳表里症悉除，所谓治病必求其本也。"（《伤寒来苏集·伤寒论注》）

陈修园："太阳之气陷于中土，心下为脾之部位，故满而微痛；脾不能转输其津液，故小便不利。今用桂枝汤去桂而加白术、茯苓，则转输灵而小便自利。小便利而太阳之气达于内外，而内外之邪俱净矣。"（《长沙方歌括》卷二）

【按语】

本方去桂还是去芍，历来医家争论不休。《医宗金鉴》认为去桂当是去芍之误。成无己不去桂而加苓术，则模棱两可。陈修园、柯韵伯服膺原文，仍主去桂。我们认为：本证的病机关键在于小便不利，所以才有头项强痛、翕翕发热、无汗等症。这是膀胱停水，腑病及经，出现类似太阳经表之证。为此，去桂枝而加苓术，不在发汗而在于利小便。陈修园说："小便利而太阳之气达于内外，而内外之邪俱净矣。"观方后注有"小便利则愈"五字，对本方治疗目的，自可了如指掌矣。

【方歌】

桂枝汤中去桂枝，苓术加来利水湿；

小便不利心下满，头项强痛热翕翕。

【医案选录】

嘉庆戊辰，吏部谢芝田先生令亲，患头项强痛，身疼，心下满，小便不利。服表药，无汗反烦，六脉洪数。初诊疑为太阳阳明合病，谛思良久，曰：前病在无形之太阳，今病在有形之太阳也。但使有形之太阳小便一利，则所有病气俱随无形之经气而汗解矣。

用桂枝去桂加茯苓白术汤，一服遂瘥。……（摘《长沙方歌括》卷三“附录家严新案”）

十、桂枝加厚朴杏子汤

【药物组成】

桂枝（去皮）三两　甘草（炙）二两　生姜（切）三两　芍药三两　大枣（擘）十二枚　厚朴（炙，去皮）二两　杏仁（去皮尖）五十枚

【煎服法】

上七味，以水七升，微火煮取三升，去滓，温服一升，覆取微似汗。

【适应证】

素有喘疾而病太阳中风，症见：气喘、发热、汗出、恶风、脉浮缓，或太阳病误下，表邪未解，而致微喘。

【原文】

第18条、43条。

【选注】

成无己：“下后大喘，则为里气太虚，邪气传里，正气将脱也。下后微喘，则为里气上逆，邪不能传里，犹在表也。与桂枝汤以解外，加厚朴、杏仁以下逆气。”（《注解伤寒论》卷三）

【按语】

今之临床治疗肺炎作喘，往往首先想到麻杏甘膏汤，但是对于风寒表未解，而见发热、汗出、咳喘的肺炎患者，本方常有令人满意的治疗效果，临床上切勿忽视。

【方歌】

桂加厚朴杏子仁，喘家中风妙如神；

如今肺炎求治法，媿美麻杏说与君。

【医案选录】

戊申正月，有一武弁在仪征，为张遇所虏，日夕置于舟艎板下，不胜跧伏，后数日得脱。因饱食解衣扪虱以自快，次日遂作伤寒。医者以因饱食伤而下之，一医以解衣中邪而汗之，杂治数日，渐觉昏困，上喘息高。医者怆惶，罔知所措。

予诊之曰：太阳病下之，表未解，微喘者，桂枝加厚朴杏子汤，此仲景法也。医者争曰：某平生不曾用桂枝，况此药热，安可愈喘？予曰：非汝所知也，一投而喘定，再投而濈濈汗出，至晚，身凉而脉已和矣。……（摘许叔微《伤寒九十论·桂枝加厚朴杏子汤证三》）

十一、桂枝加芍药生姜各一两人参三两新加汤

【药物组成】

桂枝（去皮）三两　生姜四两　芍药四两　甘草（炙）二两　人参三两　大枣（擘）十二枚

【煎服法】

上六味，以水一斗二升，煮取三升，去滓，温服一升。（本云桂枝汤，今加芍药、生姜、人参）

【适应证】

太阳病误汗，损伤营血，而身体疼痛，脉沉迟无力。

【原文】

第 62 条。

【方义】

桂枝汤加重芍药用量以滋营血；重用生姜之宣，使药力外走体表而止痛，增加人参益气养营而扶正。

【选注】

尤在泾："发汗后，邪痹于外，而营虚于内，故身痛不除，而脉转沉迟。经曰：其脉沉者，营气微也。又曰：迟者，营气不足，血少故也。故以桂枝加芍药、生姜、人参，以益不足之血，而散未尽之邪。东垣云：仲景于病人汗后身热、亡血、脉沉迟者，下利身凉、脉微、血虚者，并加人参。古人血脱者，必益气也。然人参味甘气温，温固养气，甘亦实能生血。汗下之后，血气虚衰者，非此不为功矣。"（《伤寒贯珠集》卷一）

【按语】

虚弱之人，发汗不当，可能出现伤阴和伤阳两种情况。若阳虚而汗漏不止者，则用桂枝加附子汤；若阴血受损而身痛脉沉迟者，则用新加汤。

发汗不当，营血受伤，筋脉失养，故尔身痛。其脉由浮变沉迟，说明表邪虽解而正气已虚，故当采用扶正之法，切忌再发虚人之汗。

【方歌】

桂枝加参新加汤，增姜加芍效力彰；

身疼脉沉非表证，血虚营弱汗多伤。

【医案选录】

曾治一樊姓妇女，新产之后，忽而身痛。自服“生化汤”两帖无效。随我实习的学员诊为气血两虚身疼，用当归、黄芪、党参、白术、甘草等药，服之有效，但治不彻底。

切其脉沉缓无力，舌淡苔白，嘱用新加汤，三剂而病愈。

学员不解，我解释说：关键在于新加汤走表而参芪走里，此身疼一证，是在表的营卫气血不足，故服新加汤更为合拍。（刘渡舟医案）

十二、桂枝甘草汤

【药物组成】

枝桂（去皮）四两　甘草（炙）二两

【煎服法】

上二味，以水三升，煮取一升，去滓，顿服。

【适应证】

太阳病发汗过多，伤及心阳，出现叉手自冒心、心下悸、欲得按的心阳不足证。

【原文】

第 64 条。

【方义】

心为阳中之太阳，心阳不足，则心悸不安，故喜用手按，俾外有所护则内悸稍安。桂枝入心助阳，甘草益气补中，二药相配，辛甘合化，则有温通心阳之功。心阳得复，则诸症自愈。

【选注】

徐大椿：“发汗不误，误在过多。汗为心之液，多则心气虚。二味扶阳补中，此乃阳虚之轻者。甚而振振欲擗地，则用真武汤矣。一症而轻重不同，用方迥异，其义精矣。”（《伤寒论类方·桂枝汤类一》）

柯韵伯：“此方用桂枝为君，独任甘草为佐，以补心之阳，则汗出多者，不至于亡阳矣。姜之辛散，枣之泥滞，固非所宜。并不用芍药者，不欲其苦泄也。甘温相得，气和而悸自平，与心中悸而烦、心下有水气而悸者迥别。”（《伤寒来苏集·伤寒附翼》）

【按语】

本方药味简单，却是补助心阳的要方。凡平素心阳不足之人，稍动则气促，心悸汗出者，均可应用本方。如有水气者，可以加茯苓、白术；如阳虚至甚，出现振振欲擗地者，则用真武汤为宜。

据临床报道，本方水渍代茶，对低血压而致头晕者，效果亦佳。

【方歌】

桂枝甘草补心虚，两手叉冒已浇漓；

汗多亡液心阳弱，药少力专不须疑。

【医案选录】

某女，58 岁，消瘦，体质虚弱，在冬天温暖室内仍需用被炉；如果突然把被炉拿掉，就加重心悸，坐立不安，如果不躺下就会更加痛苦。

投与桂枝末 0.6 克、甘草末 0.3 克后，心跳遂渐渐平静，而且 30 分钟后还能干活。这样情况不是一次，而是数次。什么时候用桂枝甘草末，都能收到又快又好的疗效。心悸发作时如不立即服药，不仅心悸更加厉害，还会发生呕吐。（摘殷晓明译《汉方的临床》第 25 卷第 6 号 25 页，1978 年 6 月）

十三、小建中汤

【药物组成】

桂枝（去皮）三两　甘草（炙）二两　大枣（擘）十二枚　芍药六两　生姜（切）三两　胶饴一升

【煎服法】

上六味，以水七升，煮取三升，去滓，内饴，更上微火消解，温服一升，日三服。（呕家不可用建中汤，以甜故也）

【适应证】

平素气血不足之人，感寒之后，出现心中烦悸；或少阳病，由于正气不足，土不培木，而见腹中拘急疼痛，阳脉涩，阴脉反弦者。

【原文】

第 100 条、102 条。

【方义】

饴糖补虚养血、缓急止痛，为主药。配桂枝、甘草能温中补虚；合芍药、甘草可缓急止痛；又以大枣、生姜健胃而和营卫。六药相配，使中焦之气得复，土能培木，则腹痛自止，气血得充，虚烦心悸得宁。

【选注】

成无己："脾者，土也，应中央，处四藏之中，为中州。治中焦，生育荣卫，通行津液。一有不调，则荣卫失所育，津液失所行，必以此汤温建中藏，是以建中名焉。胶饴味甘温，甘草味甘平，脾欲缓，急食甘以缓之。建脾者，必以甘为主，故以胶饴为君，甘草为臣。桂辛热，辛，散也、润也，荣卫不足，润而散之。芍药味酸微寒，酸，收也、泄也，津液不逮，收而行之，是以桂芍药为佐。生姜味辛温，大枣味甘温。胃者，卫之源；脾者，荣之本。《黄帝针经》曰：荣出中焦，卫出上焦是矣。卫为阳，不足者益之必以辛；荣为阴，不足者补之必以甘。辛甘相合，脾胃健而荣卫通，是以姜枣为使。"（《伤寒明理论》卷四）

【按语】

本方实际上是桂枝汤倍芍药加饴糖而成，不以桂枝加味名方，是因其重点不在于解表，而在于建中。中焦为营卫气血之源，太阳中风固然可使营卫失调，中焦虚衰同样亦可致营卫失调，而出现阴阳不和的寒热证象。小建中汤正为此证而设，它开辟了内伤甘药补虚的法门。

临床上常用本方治疗虚寒性腹痛，如消化道溃疡、肠痉挛、慢性肝炎等，凡中医辨证属虚寒者，皆可酌情使用。

【方歌】

桂加饴糖小建中，倍加芍药方奏功；

虚劳里急心烦悸，伤寒尺迟梦失精。

【医案选录】

李妇，38 岁，大连人。产后失血过多，又加天气酷寒，而腹中疼痛，痛时自觉肚皮向里抽动。此时，必须用热物温暖，方能缓解。切其脉弦细而责，视其舌淡嫩苔薄。辨为血虚而不养肝，肝急而刑脾，脾主腹，是以拘急疼痛，而遇寒更甚。

为疏：桂枝 10 克，白芍 30 克，炙甘草 6 克，生姜 9 克，大枣 7 枚，当归 10 克，饴糖 40 克(烊化)。

此方服至三剂，而腹痛不发。转方用双和饮气血两补收功。(刘渡舟医案)

十四、桂枝去芍药加蜀漆牡蛎龙骨救逆汤

【药物组成】

桂枝(去皮)三两　甘草(炙)二两　生姜(切)三两　大枣(擘)十二枚　牡蛎(熬)五两　蜀漆(洗去腥)三两　龙骨四两

【煎服法】

上七味，以水一斗二升，先煮蜀漆，减二升，内诸药，煮取三升，去滓，温服一升。(本云桂枝汤，今去芍药，加蜀漆、牡蛎、龙骨)

【适应证】

治疗伤寒误用火攻，损伤心阳，出现惊狂、卧起不安等证。

【原文】

第 112 条。

【方义】

桂枝合甘草，辛甘以扶心阳之虚；生姜配大枣，补中益气兼和营卫；龙骨、牡蛎潜镇心神，定其惊狂。夫胸阳不振，则阴霾内生，痰浊之邪可以迷心，故用蜀漆之辛劫痰以开窍。

【选注】

尤在泾："阳者，心之阳，即神明也。亡阳者，火气通于心，神被火迫而不守。此与发汗亡阳者不同。发汗者，摇其精则厥逆、筋惕肉瞤，故当用四逆。被火者，动其神则惊狂、起卧不安，故当用龙蛎。其去芍药者，盖欲以甘草急复心阳，而不须酸味更益营气也。与发汗后，其人叉手自冒心，心下悸、欲得按者，用桂枝甘草汤同意。蜀漆，即常山苗，味辛，能去胸中邪结气。此证火气内迫心包，故须之以逐邪而安正耳。"(《伤寒贯珠集》卷二)

【按语】

本方即桂枝汤去芍药，再加蜀漆、龙骨、牡蛎而成。胸阳不振，如出现胸满脉促者，用桂枝去芍药汤。若阳虚为甚，阴邪内凝，出现胸满烦惊、卧起不安等，应以本方扶阳消阴、涤痰开窍而镇惊安神。

本证由心虚烦躁发展至惊狂卧起不安，显然病情较前为重，而又有痰邪内阻之变，故此方加蜀漆以去痰水之结，方有利于桂枝的温通，而达到治疗目的。

【方歌】

桂枝去芍恐助阴，痰水犯心狂躁纷；

龙牡安神桂枝助，蜀漆涤饮有奇勋。

【医案选录】

董某，男，28岁，包头人。因精神受刺激而成疾。自称睡眠不佳，心中烦躁，并有三幻（幻听、幻视、幻觉）症状，有时胆小害怕，有时悲泣欲哭，胸中烦闷，不能自已。切其脉弦滑，视其舌苔白腻而厚。辨为痰热内阻，上扰心宫，而肝气复抑所致。

疏方：蜀漆6克，黄连9克，大黄9克，生姜9克，桂枝6克，龙骨12克，牡蛎12克，竹茹10克，胆星10克，菖蒲9克，郁金9克。

服两剂后，大便作泻，心胸为之舒畅。上方减去大黄，又服三剂，突然吐出痰涎盈碗，从此病情好转。

后用涤痰汤与温胆汤交替服用而获愈。（刘渡舟医案）

十五、桂枝加桂汤

【药物组成】

桂枝（去皮）五两　芍药三两　生姜（切）三两　甘草（炙）二两　大枣（擘）十二枚

【煎服法】

上五味，以水七升，煮取三升，去滓，温服一升。（本云桂枝汤，今加桂满五两。所以加桂者，以能泄奔豚气也）

【适应证】

治奔豚气，因烧针发汗，针处受寒，核起而赤，导致气从少腹上冲于心。

【原文】

第117条。

【方义】

桂枝汤解表以散外寒，加重桂枝剂量，使其平冲降逆，以泄奔豚于下。

【选注】

陈蔚:“少阴上火而下水,太阳病以烧针令其汗,汗多伤心,火衰而水乘之,故发奔豚。用桂枝加桂,使桂枝得尽其量,上能保少阴之火脏,下能温少阴之水脏,一物而两扼其要也。”(《长沙方歌括》卷三)

徐大椿:“重加桂枝,不特御寒,且制肾气,又药味重则能达下。凡奔豚症,此方可增减用之。”(《伤寒论类方·桂枝汤类一》)

【按语】

丹波元简认为:奔豚一证,多因寒水上冲,故治法不出降逆散寒的范围云云。我们认为:少阴阳虚是奔豚的内因,外受风寒和精神刺激则是奔豚的诱因。此证除气从少腹上冲心胸以外,亦可见到少腹鼓起如木棒状,兼见心下悸动、短气、急迫、起卧不安等。若气冲至咽喉,则有窒息欲死的恐怖之感,并可伴有出冷汗及精神极度紧张等。

桂枝既可以疏肝解郁,又可以补心阳以降逆气。所以,加重桂枝的剂量而制大其服,则外可散寒,内可平冲,而奔豚自已。

本方是加桂枝还是加肉桂,有两种不同看法。我们认为,根据原文“更加桂二两”,应是加桂枝,然验于临床,加肉桂亦能取得疗效。

【方歌】

桂枝加桂剂量增,奔豚冲心来势凶;

平冲降逆解外寒,补心伐肾立奇功。

【医案选录】

崔某,女,50岁。其证颇奇,自觉有一股气流,先从两腿内侧开始,沿阴股往上滚动,至小腹则腹胀;至心胸则心悸不稳,头出冷汗,胸中憋气,精神极度紧张,有濒死恐怖感。稍呆一会儿,气往下行,症状随之减轻。每天发作三四次,兼见腰酸,白带多。患者面色青黄不泽,舌胖质嫩,苔白而润,脉弦数而无力。

辨证:此病为“奔豚气”。然从内踝上冲,而不从少腹上冲则为仅见之证。凡犯上之气,必因上虚所致,今心阳上虚则肾之阴气得以上犯。夫阴来搏阳,虚阳被迫而与之争,故脉虽数而按则无力也,弦脉属阴,阴盛则脉弦。舌质胖嫩,亦是阳虚之象。今阴来搏阳,凡阴气所过之处,则发胀憋气,心悸不安,亦勿怪其然。治当助心阳,伐阴降冲。

方用:桂枝五钱,白芍三钱,生姜三钱,炙甘草二钱,大枣七枚;另服黑锡丹二钱。共服五剂,其病不发而愈。(刘渡舟医案)

十六、桂枝甘草龙骨牡蛎汤

【药物组成】

桂枝（去皮）一两　甘草（炙）二两　牡蛎（熬）二两　龙骨二两

【煎服法】

上四味，以水五升，煮取二升半，去滓，温服八合，日三服。

【适应证】

治心阳虚而烦躁不眠，或见心悸、汗出等。

【原文】

第118条。

【方义】

本方治心阳不足，神不潜敛而烦躁不眠。用桂枝、甘草补心阳之虚，加龙骨、牡蛎以潜敛心神。

【选注】

尤在泾："火逆复下，已误复误，又加烧针，火气内迫，心阳内伤，则生烦躁。桂枝、甘草，以复心阳之气；牡蛎、龙骨，以安烦乱之神。"（《伤寒贯珠集》卷二）

柯韵伯："火逆又下之，因烧针而烦躁，即惊狂之渐也。急用桂枝、甘草以安神，加龙骨、牡蛎以救逆。比前方（桂枝去芍药加蜀漆牡蛎龙骨救逆汤，编者注）简而切当。近世治伤寒者，无火熨之法，而病伤寒者，多烦躁惊狂之变，大抵用白虎、承气辈，作有余治之。然此症属实热者固多，而属虚寒者间有，则温补安神之法不可废也。更有阳盛阴虚而见此症者，当用炙甘草汤加减，用枣仁、远志、茯苓、当归等味，又不可不知。"（《伤寒来苏集·伤寒附翼》卷上）

【按语】

医用烧针刺病人，则精神上的紧张和惊恐是难免的。惊则心怯气乱，而使邪有可乘之机，所以本病的产生与惊恐有关。至于素有心虚神怯之证，虽不经烧针误治，亦可产生此证。正如陈修园所说："今人不用烧针而每有火逆之证者，炮姜、桂、附、荆、防、羌、独之类逼其逆也。"他的话具有一定的指导意义。

【方歌】

桂枝甘草组成方，龙牡加入安神良；

心悸同时兼烦躁，补阳宁心效果彰。

【医案选录】

宋先生与余同住一院，时常交谈中医学术。一日，宋忽病心悸，悸甚而神不宁，坐立不安，乃邀余诊。其脉弦缓，按之无力，其舌淡而苔白。

余曰：病因夜作耗神，心气虚而神不敛之所致。

乃书：桂枝 9 克，炙草 9 克，龙骨 12 克，牡蛎 12 克。

凡三剂而病愈。（刘渡舟医案）

十七、桂枝附子汤

【药物组成】

桂枝（去皮）四两　附子（炮、去皮、破）三枚　生姜（切）三两　大枣（擘）十二枚　甘草（炙）二两

【煎服法】

上五味，以水六升，煮取二升，去滓，分温三服。

【适应证】

治风寒湿痹，身疼不能转侧，不呕，不渴，脉浮虚而涩。

【原文】

第 174 条。

【方义】

桂枝辛温，通经散风；附子大热，驱逐寒湿而扶阳止痛；甘草、生姜、大枣辛甘发散，调和营卫，而使风湿之邪从外而解。

【选注】

成无己："不呕不渴，里无邪也。脉得浮虚而涩，身有疼烦，知风湿但在经也。与桂枝附子汤，以散表中风湿。"（《注解伤寒论》卷四）

尤在泾："伤寒至八九日之久，而身疼不除，至不能转侧，知不独寒淫为患，乃风与湿相合而成疾也。不呕不渴，里无热也。脉浮虚而涩，风湿外持，而卫阳不振也。故于枝桂汤去芍药之酸寒，加附子之辛温，以振阳气而敌阴邪。"（《伤寒贯珠集》卷二）

【按语】

桂枝辛温，发散风邪，更能通经活络；配以附子大热之品，温散寒湿而力大功专。甘草、生姜、大枣则调和营卫，扶正祛邪。本方为治疗寒湿痹证的要方。

本方的药物与桂枝去芍药加附子汤同，但在剂量上却加重许多。附子熟用且量大，则可温经止痛以治痹；生用则扶阳消阴而治厥。

【方歌】

桂枝附子寒痹痛，去芍加附量要重；

扶阳散寒应兼顾，脉浮虚涩是其应。

【医案选录】

黄某，女，24 岁，干部……下肢关节疼痛已年余，曾经中西医治疗，效果不显。现病情仍重，关节疼痛，尤以右膝关节为甚，伸屈痛剧，行走困难，遇阴雨天则疼痛难忍，胃纳尚好，大便时结时烂，面色晄白，苔白润滑，脉弦紧、重按无力，诊为寒湿痹症。

处方：桂枝尖八钱，炮附子八钱，生姜六钱，炙草四钱，大枣四枚。三剂。

复诊：服药后痛减半，精神、食欲转佳。

处方：桂枝尖一两，炮附子一两，生姜八钱，炙草六钱，大枣六枚。连服十剂，疼痛完全消失。……[毛海云 . 程祖培医案 [J]. 广东医学：祖国医学版，1964(6):40.]

十八、去桂加白术汤

【药物组成】

附子（炮、去皮、破）三枚　白术四两　生姜（切）三两　甘草（炙）二两　大枣（擘）十二枚

【煎服法】

上五味，以水六升，煮取二升，去滓，分温三服。初一服，其人身如痹，半日许复服之，三服都尽。其人如冒状，勿怪，此以附子、术并走皮内，逐水气未得除，故使之耳。法当加桂四两。（此本一方二法，以大便硬、小便自利，去桂也；以大便不硬、小便不利，当加桂。附子三枚，恐多也，虚弱家及产妇宜减服之）

【适应证】

全身疼痛剧烈，转侧为之困难，不呕不渴，大便硬，小便自利，脉来浮虚而涩。

【原文】

第 174 条。

【方义】

炮附子温经助阳散寒，白术健脾燥湿，术附合用，并走皮间，以逐寒湿之邪。姜枣调和营卫，炙甘草和中安正。

【选注】

柯韵伯："脉浮为在表，虚为风，涩为湿，身体烦疼，表症表脉也；不呕不渴，是里无热，故于桂枝汤加桂以治风寒。去芍药之酸寒，易附子之辛热，以除寒湿。若其人大便硬、小便自利者，表症未除，病仍在表。不是因于胃家实，而因于脾气虚矣。盖脾家实，腐秽当自去；脾家虚，湿土失职不能制水，湿气留于皮肤，故大便反见燥化。不呕不渴，是上焦之化源清，故小便自利。濡湿之地，风气常在，故风湿相搏不解也。病本在脾，法当君以白术，代桂枝以治脾，培土以胜湿，土旺则风自平矣。"（《伤寒来苏集·伤寒论注》卷二）

【按语】

"风寒湿三气杂至，合而为痹也。"本方所治为寒湿偏胜，所以术附并用。"若其人大便硬，小便自利"一句，注家意见不一，唯柯氏指出：大便溏为脾虚之常，大便硬系脾虚之变，而能一言道破病机。

本方后有"其人身如痹""其人如冒状"之语，这既是正气驱邪的反应，也提示了附子剂量不能再大。所以，既言"勿怪"，又说"附子三枚，恐多也，虚弱家及产妇宜减服之"，其中有瞻前顾后之意。

【方歌】

去桂加术大便硬，寒湿相搏身疼痛；

术附姜枣加甘草，三服都尽冒始应。

【医案选录】

韩某，男，37岁，工人。自诉患关节炎有数年之久，右手腕关节囊肿起如蚕豆大，周身酸楚疼痛，尤以两膝关节为甚，已不能蹲立，走路很困难，每届天气变化，则身痛转剧。视其舌淡嫩而胖，苔白滑，脉弦而迟，问其大便则称干燥难解。辨为寒湿着外而脾虚不运之证。

为疏：附子15克，白术15克，生姜10克，炙甘草6克，大枣12枚。

服药后，周身如虫行皮中状，两腿膝关节出黏凉之汗甚多，而大便由难变易。

转方用：干姜10克，白术15克，茯苓12克，炙甘草6克。

服至三剂而下肢不痛，行路便利。又用上方三剂而身痛亦瘳。后以

丸药调理，逐渐平安。（刘渡舟医案）

十九、桂枝加芍药汤

【药物组成】

桂枝（去皮）三两　芍药六两　甘草（炙）二两　大枣（擘）十二枚　生姜（切）三两

【煎服法】

上五味，以水七升，煮取三升，去滓，温分三服。（本云桂枝汤，今加芍药）

【适应证】

治太阴脾家的气血不和而发生腹满时痛等。

【原文】

第279条。

【方义】

本方即桂枝汤原方而倍加芍药。芍药大于桂枝，则不治表而治里，故能调和脾胃气血阴阳的不和。气血通利，脾经调和，则腹满时痛等自已。

【选注】

尤在泾："病在太阳，不与解表，而反攻里，因而邪气乘虚陷入太阴之位，为腹满而时痛，陶氏所谓误下传者是也。夫病因邪陷而来者，必得邪解而后愈；而脏阴为药所伤者，亦必以药和之而后安，故须桂枝加芍药汤主之。桂枝所以越外入之邪，芍药所以安伤下之阴也。按《金匮》云：伤寒阳脉涩、阴脉弦，法当腹中急痛者，与小建中汤；不差者，与小柴胡汤。此亦邪陷阴中之故，而桂枝加芍药亦小建中之意，不用胶饴者，以其腹满，不欲更以甘味增满耳。"（《伤寒贯珠集》卷六《太阴篇》）

【按语】

本病来源于太阳，经误下转入太阴，使脾脏气血不利。气滞则胀，血滞则痛，故曰"腹满时痛"。

本方为和里之剂，但有的注家囿于桂枝汤解表，认为此方解表和里，这是不妥当的。因为方中芍药倍于桂枝，阴药大于阳药，显然它已不具解表的作用了。临床应用本方，要抓住脾胃不和、气血不利和脾阴偏虚这三个病理环节，如此则万举万当。

气血不利的腹满，则有别于以胀为主的厚朴生姜半夏甘草人参汤证。

彼则气滞而胀，此则兼有血脉不利，故既有腹胀，同时也有腹痛。

脾属土，肝属木。脾家气血不利，必然会影响及肝，而使肝木不达。脾气不和，肝来刑之，故其脉常弦。由于气血郁滞而使脾阴不和，此与阴血不足有关，所以临床表现中舌质多偏红。

【方歌】

桂枝加芍腹痛珍，此病原来属太阴；

慢性菌痢久不已，脉沉弦缓是指针。

【医案选录】

李某，男，43岁，湖北人。患慢性菌利已五载，大便每日七八次，里急后重，大便带有白色黏液。大便镜检：细细胞0 ~ 1，脓细胞3 ~ 5，吞噬细胞0 ~ 1。经西药治疗未能痊愈。切其脉弦，按腹肌挛如条索，舌红而苔薄白。

辨证：久利伤阴，腹痛而肌肉痉挛，脉来又弦，反映了肝脾不和，气血乖戾，疏泄失司之象。

治法：调和肝脾，缓解拘急。

方药：桂枝9克，白芍18克，炙甘草6克，生姜9克，大枣12枚。

上方连服四剂，而下利悉愈。（刘渡舟医案）

二十、桂枝加大黄汤

【药物组成】

桂枝（去皮）三两　大黄二两　芍药六两　生姜（切）三两　甘草（炙）二两　大枣（擘）十二枚

【煎服法】

上六味，以水七升，煮取三升，去滓，温服一升，日三服。

【适应证】

太阴病，腹满疼痛而大便不通。

【原文】

第279条、280条。

【方义】

桂枝加芍药，可调和脾家气血，再加大黄，又能攻逐肠胃间的腐秽之物。

【选注】

尤在泾："此承上条而言，腹满而未实，痛而不甚者，可以桂枝加芍药，和而解之。若大实大痛者，邪气成聚，必以桂枝加大黄，越陷邪而去实滞也。夫太阴脾脏也，脏何以能实而可下？阳明者，太阴之表，以膜相连，脏受邪而腑不行则实，故脾非自实也，因胃实而实也。大黄所以下胃，岂以下脾哉？”（《伤寒贯珠集》卷六《太阴篇》）

【按语】

本方证乃脾家气血不和，外累阳明，即“脏受邪而腑不行则实”的病变。

本方主治腹满疼痛拒按，脉弦有力，舌红苔厚，大便秘结，或大便泻下不爽，或便脓血，后重难通。

【方歌】

桂加大黄治腹痛，太阴阳明表里病；

调和气血泻结滞，胃弱之人宜慎用。

【医案选录】

李某，男，36岁，腹痛下利红白，里急后重，每日三四次，经年不愈，而治疗罔效。切其脉弦而任按，舌苔黄而质绛。余曰：此病脾胃气血不和，又中夹凝滞之邪，积邪不去，则下利不能止。法当通因通用，扫除肠中腐秽则病可愈。

疏：桂枝6克，白芍18克，生姜9克，炙甘草6克，大枣7枚，大黄6克。

嘱一次煎服。服药不久而大便作泻，皆黏腻臭秽之物。从此其下利日见轻缓，因此获愈。（刘渡舟医案）

二十一、桂枝人参汤

【药物组成】

桂枝（别切）四两　甘草（炙）四两　白术三两　人参三两　干姜三两

【煎服法】

上五味，以水九升，先煮四味，取五升，内桂，更煮取三升，去滓，温服一升，日再夜一服。

【适应证】

治协热利而表里皆寒，内见腹痛、泻下不止而心下痞满，外见发热恶寒而其表不解，以舌淡苔白，脉浮迟无力为准。

【原文】

第163条。

【方义】

人参、甘草补中益气，干姜温中祛寒，白术健脾燥湿，桂枝通阳解表。后下桂，取其气薄而先解表之义。

【选注】

柯韵伯："外热未除，是表不解，利下不止，是里不解，此之谓有表里症。然病根在心下，非辛热何能化痞而软硬？非甘温无以止利而解表。故用桂枝、甘草为君，佐以干姜、参、术。先煎四物，后内桂枝，使和中之力骁，而解肌之气锐，于以奏双解表里之功，又一新加法也。"（《伤寒来苏集·伤寒论注》卷一）

【按语】

本方与葛根黄芩黄连汤都是表里双解之剂，而有寒热补泻之别。此为表里皆寒而设，彼为表里皆热下利而立；此补太阴之里虚，彼清阳明之内热。两证对比自明，不得混为一谈。

【方歌】

人参汤方即理中，加桂后煎力方增；

痞利不解中寒甚，温中解表建奇功。

【医案选录】

刘君，病痢复作，投当归银花汤，另送伊家制痢疾散茶二包，病虽愈，唯痢后白色未减，心下痞硬，身热不退。愚思仲景曰："太阳病，外证未除而数下之，遂协热而利，利下不止，心下痞硬，表里不解者，桂枝人参汤主之。"遂书此以服，大效。后因至衡州取账目，途中饮食不洁，寒暑失宜，病复大作，遂于衡邑将原方续服三剂乃愈。（摘《中医杂志》谢安之医案）

麻黄汤类概述

麻黄汤类共八方:一是麻黄汤,为发散太阳经表寒邪而设。其证候表现以无汗、恶寒、发热、头身疼痛、气喘等为主。二是大青龙汤,是外散风寒,兼清阳郁的主方。其证候表现以伤寒不汗出而烦躁为主。三是小青龙汤,是治外寒内饮的主方。其证候表现以咳而发热,或见气喘等为主。四是麻黄杏仁甘草石膏汤,是清肺平喘的主方。其证候表现以汗出而喘、身热等为主。五是麻黄连轺赤小豆汤,是外散瘀热、内利湿邪的主方。其证候表现以脉浮、发热、恶寒、一身面目悉黄为主。六是麻黄细辛附子汤,是温经散寒的主方。其证候表现以发热而脉反沉为主。七是麻黄附子甘草汤,是在麻黄细辛附子汤证的前提下,其病已过两三日,此时虽无表证,但正气已虚,故于上方减细辛之散,而加甘草之补。八是麻黄升麻汤,是宣发阳郁之邪,而又上滋肺阴、下温脾阳的主方。其证候表现以寸脉沉迟,下部脉不至,手足厥冷,咽喉不利,吐脓血,泄利不止等为主。

上述麻黄汤类八方中,加石膏则清热,加附子则温寒,加赤小豆、梓皮则利湿,加葳蕤、天冬则生津滋燥,可见麻黄汤类方之变化多端,固不拘于发汗散风寒之一格。若能师其法而推广其义,则又非八方所能尽矣。

一、麻黄汤

【药物组成】

麻黄(去节)三两　桂枝(去皮)二两　甘草(炙)一两　杏仁(去皮尖)七十个

【煎服法】

上四味,以水九升,先煮麻黄减二升,去上沫,内诸药,煮取二升半,去滓,温服八合。覆取微似汗,不须啜粥,余如桂枝法将息。

【适应证】

(一)治太阳病伤寒,头痛发热、身疼腰痛、骨节疼痛、恶风寒、无汗而喘,脉浮紧等。

(二)治太阳伤寒,失于发汗,鼻衄不畅等。

(三)治太阳阳明合病,不大便,气喘胸满而表证偏重之证。

【原文】

第35条、36条、37条、46条、51条、52条、55条、232条、235条。

【方义】

本方为辛温发汗之峻剂。方以麻黄为君,既能解表发汗以散风寒,又能宣利肺气而治气喘。辅以桂枝辛温通阳,可助麻黄解肌发汗,又可温通血脉以解疼痛。杏仁宣肺降气,协麻黄止咳平喘。炙甘草调和诸药,而守中养正。

【选注】

徐大椿:"太阳病,头痛发热,身疼腰痛,骨节疼痛(此痛处比桂枝症尤多而重,因荣卫俱伤故也),恶风无汗而喘者(此二症乃肺气不舒之故。麻黄治无汗,杏仁治喘,桂枝、甘草治太阳诸症,无一味不紧切,所以谓之经方)。"(《伤寒论类方·麻黄汤类二》)

柯韵伯:"予治冷风哮与风寒湿三气成痹等证,用此辄效,非伤寒一证可拘也。"(《伤寒来苏集·伤寒附翼》卷上)

【按语】

本方为太阳表实证而设。其病机为寒邪外束,卫闭营滞,所以出现无汗和诸种疼痛。是方宣通卫气,畅达营阴,使寒从汗出,则发热恶寒自解。一般称之的"麻黄八症",即头痛、发热、身疼、腰痛、骨节疼痛、恶风、无汗、气喘。其中疼痛占半,可见此方擅治风寒疼痛,且有宣肺平喘之效,而不可不知。

还应当指出,妇人难产由于表寒不解,使营卫闭塞不畅,服用本方散寒利营,即可顺利分娩。

本方麻黄的剂量应大于桂枝、甘草,否则将不能起到发汗解表的作用。尤在泾曰:"桂枝、甘草,虽曰佐之,实以监之耳。"说明桂枝、甘草有监制麻黄发汗的作用,所以,若麻黄量小而桂甘量大,则就失去了它发汗解表的意义。

本方先煎麻黄去上沫,以免发烦。张锡纯说:"其沫中含有发表之猛力。"可见去沫之举,亦不可忽视。

【方歌】

麻黄汤治太阳寒,麻桂杏草四药联;

表实无汗头身痛,脉紧气喘更恶寒。

【医案选录】

有豪子病伤寒，脉浮而长，喘而胸满，身热头疼，腰脊强，鼻干，不得眠。予曰：太阳阳明合病证。仲景法中有三证：下利者葛根汤；不下利呕逆者加半夏；喘而胸满者麻黄汤也。治以麻黄汤，得汗而解。（《伤寒九十论·太阳阳明合病证第八十四》）

二、大青龙汤

【药物组成】

麻黄（去节）六两　桂枝（去皮）二两　甘草（炙）二两　杏仁（去皮尖）四十枚　生姜（切）三两　大枣（擘）十二枚　石膏（碎）如鸡子大

【煎服法】

上七味，以水九升，先煮麻黄减二升，去上沫，内诸药，煮取三升，去滓，温服一升，取微似汗。汗出多者，温粉粉之。一服汗者，停后服。若复服，汗多亡阳遂虚，恶风，烦躁，不得眠也。

【适应证】

太阳病表邪实不汗出而发生烦躁，或不汗出而身不疼但重，乍有轻时。

【原文】

第38条、39条。

【方义】

本方为麻黄汤倍麻黄加石膏、生姜、大枣而成。倍用麻黄，配以生姜、桂枝、杏仁加强发汗之力，以解风寒闭郁之邪；加石膏以清阳郁之热而除烦躁；用甘草、大枣则有扶正祛邪，调和营卫之功。

【选注】

柯韵伯："盖仲景凭脉辨证，只审虚实。故不论中风伤寒，脉之缓紧，但于指下有力者为实，脉弱无力者为虚；不汗出而烦躁者为实，汗出多而烦躁者为虚；证在太阳而烦躁者为实，证在少阴而烦躁者为虚。实者可服大青龙，虚者便不可服，此最易知也。凡先烦不躁而脉浮者，必有汗而自解；烦躁而脉浮紧者，必无汗而不解。大青龙汤为风寒在表而兼热中者设，不是为有表无里而设，故中风无汗烦躁者可用，伤寒而无汗烦躁者亦可用。盖风寒本是一气，故汤剂可以互投……大青龙之点睛，在无汗烦躁、无少阴证二句。合观之，知本方本为太阳烦躁而设。"（《伤寒来苏集·伤

寒附翼》卷上）

【按语】

烦躁一证，应当具体加以分析。本证的烦躁，是表实不解，阳气内郁，郁而化热的结果，它和阳明热证的烦躁而兼有烦渴者不同。柯韵伯称之为太阳经的烦躁，因为麻黄配石膏正是为了解决这类烦躁而设的药物。程应旄说："寒得麻黄汤之辛热而外出，热得石膏之甘寒而内解，龙升雨降，郁热顿除。"

本方是发汗的峻烈之剂，一定要控制使用。凡阳气不足，表虚有汗，脉象微弱者，一律禁用。

还应指出，本方发汗解表，且有杏仁宣肺利气，故又能发散水气之邪而从汗解。《金匮》用治饮水流行，归于四肢的"溢饮"证，乃是本方治疗的另一个方面。

【方歌】

大青麻杏石膏枣，桂姜相加七味好；

不汗烦躁身疼痛，饮流四肢肿胀讨。

【医案选录】

石某，男，36岁。河港大队第四小队社员。1965年11月3日初诊。病已三日，恶寒高热（39.5℃），无汗烦躁，头身均痛，脉浮数，舌苔薄白。

处方：麻黄、桂枝各一钱半，杏仁三钱，生石膏一两，生甘草一钱，竹茹一钱半，竹叶三十片，鲜芦根二尺。水煎服。

一剂后，寒热即退，但增咳嗽。原方去麻、桂，加桔梗、桑叶各一钱半。又服一剂，病即告愈。[刘浩江. 大青龙汤治疗外感高热的体会[J]. 中医杂志，1966(3):23.]

三、小青龙汤

【药物组成】

麻黄（去节） 芍药 细辛 干姜 甘草（炙） 桂枝（去皮）各三两 五味子半升 半夏（洗）半升

【煎服法】

上八味，以水一斗，先煮麻黄减二升，去上沫，内诸药，煮取三升，去滓，温服一升。

【加减法】

若渴，去半夏，加栝楼根三两；若微利，去麻黄，加荛花如一鸡子，熬令赤色；若噎者，去麻黄，加附子一枚，炮；若小便不利，少腹满者，去麻黄，加茯苓四两；若喘，去麻黄，加杏仁半升，去皮尖。

【适应证】

发热恶寒，咳嗽或喘，吐清稀冷痰或白泡沫痰，舌苔水滑，脉弦或浮弦。

【原文】

第40条、41条。

【方义】

本方为外寒引动内饮而设。麻桂解表散寒，宣肺以平咳喘；芍药、桂枝调和营卫；干姜、细辛、半夏温化寒饮而散寒降逆；五味子敛肺止咳，并可内护肝肾之阴；甘草补正、和诸药。共成温肺散寒，化饮止咳平喘之功。

【选注】

成无已："伤寒表不解，心下有水饮，则水寒相搏，肺寒气逆，故干呕发热而咳。《针经》曰：形寒饮冷则伤肺，以其两寒相感，中外皆伤，故气逆而上行，此之谓也。与小青龙汤发汗散水。水气内渍，则所传不一，故有或为之证，随证增损，以解化之。"（《注解伤寒论》卷三）

尤在泾："大青龙合麻桂而加石膏，能发邪气，除烦躁。小青龙无石膏，有半夏、干姜、芍药、细辛、五味，能散寒邪，行水饮。而通谓之青龙者，以其有发汗蠲饮之功。夫热闭于经，而不用石膏，汗为热隔，宁有能发之者乎！饮伏于内，而不用姜夏，寒与饮抟，宁有能散之者乎！其芍药、五味，不特收逆气而安肺气，抑以制麻、桂、姜、辛之势，使不相惊而相就，以成内外协济之功耳。"（《伤寒贯珠集》卷一）

【按语】

本方为素有水饮停留，复感风寒，外邪引动内饮，即所谓"两寒相感、中外皆伤"而设。本方重在温化寒饮，所以，不论有无表证，只要有咳嗽气喘、痰冷而稀、舌苔水滑、恶寒背冷、脉浮弦或弦者，即可应用。

方中的干姜、细辛、五味子，被认为是仲景用治寒饮不可缺少之品。临床上若肺寒偏重，则细辛、干姜用量要大于五味子；若久咳肺虚，则五味子的用量就要酌情加重；若喉中如水鸡声者，可加射干、紫菀、冬花；有热烦躁者，亦可酌加石膏。

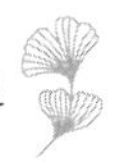

小青龙汤是效果可靠的止咳平喘剂。我们认为:它毕竟是为发汗散寒而设,若下虚之人误用本方则能引起冲气上逆,可出现手足厥逆、气从少腹上冲胸咽、手足痹、其面翕热如醉状,应当引起我们的注意。所以,本方不可久服,恐伐肾根,以俟证情有所缓解,即以苓桂术甘剂调理善后而为妥。

【方歌】

小青龙汤用麻黄,桂芍辛味与干姜;

半夏炙草同剂量,表寒里饮病为殃。

【医案选录】

王某,男,54岁,农民,门诊号14981,1963年8月5日初诊。患者咳喘已十余载,往年冬发夏愈,今年起,自春及夏,频发无度。现值盛夏,尚穿棉袄,夜睡棉被,凛凛恶寒,背部尤甚,咳吐稀痰,盈杯盈碗,气喘不能平卧,舌薄白,脉弦紧。

此为风寒外束,饮邪内停,阻遏阳气,肺气失宣。法宜温肺化饮,解表通阳。

处方:炙麻黄一钱,桂枝三钱,姜夏三钱,五味子一钱,干姜一钱半,白芍三钱,细辛六分,白术三钱,炙甘草一钱。

复诊:8月13日。投青龙剂后,咳嗽已稀,已弃棉衣,畏寒亦减。前既中肯,毋事更张,原意续进。原方干姜加至二钱,细辛加至一钱。

三诊:8月19日。青龙汤已服六剂,咳喘全平,已能穿单衣、睡席子,夜寐通宵。为除邪务尽计,原方再服三剂。

四诊:9月9日。诸恙悉减,唯动则气喘。初病在肺,久必及肾,配以都气丸常服,以图根除。[顾介山.小青龙汤在临床上的应用体会[J].江苏中医,1965(10):22-23.]

四、麻黄杏仁甘草石膏汤

【药物组成】

麻黄(去节)四两　杏仁(去皮尖)五十个　甘草(炙)二两　石膏(碎,绵裹)半斤

【煎服法】

上四味,以水七升,煮麻黄减二升,去上沫,内诸药,煮取二升,去滓,温服一升。

【适应证】

气喘为甚，发热而不恶寒，汗出而口不渴，脉数，舌红，苔则薄黄。

【原文】

第63条、162条。

【方义】

本方治疗肺热气喘之证。用麻黄宣肺平喘，辅以石膏清肺热，两药合作，则喘自止。配杏仁利肺气以助麻黄之宣，佐甘草扶中州而调和诸药。

【选注】

尤在泾："发汗后，汗出而喘，无大热者，其邪不在肌腠，而入肺中。缘邪气外闭之时，肺中已自蕴热。发汗之后，其邪不从汗而出之表者，必从内而并于肺耳，故以麻黄、杏仁之辛而入肺者，利肺气、散邪气；甘草之甘平，石膏之甘辛而寒者，益肺气、除热气，而桂枝不可更行矣。盖肺中之邪，非麻黄、杏仁不能发，而寒郁之热，非石膏不能除；甘草不特救肺气之困，抑以缓石膏之悍也。"(《伤寒贯珠集》卷一)

【按语】

本方清宣肺气之热，效果十分理想。方中用麻黄之目的不在发汗，而在宣肺清热，故有汗者可用，无汗者亦可用。

本方具有显著的止咳平喘功效，临床常用于肺炎及小儿麻疹合并肺炎等。如加蒲公英、双花、鱼腥草等物，则有解毒消炎的作用；若加羚羊角粉，可治小儿麻疹续发的高热而喘之证；若痰热盛者，亦可酌加黛蛤散、甜葶苈、鲜杷叶等；若大便不利，气喘而急者，可加瓜蒌皮、葶苈子、炙桑皮等清泻肺热之品；若大便燥结，腑气不利，喘而腹满者，亦可酌加牵牛、大黄泻下。

【方歌】

麻杏甘石四物施，汗出而喘肺热居；

身热脉数证方是，不恶寒兮别桂枝。

【医案选录】

钟右，住圣母院路，初诊十一月初三日。伤寒七日，发热无汗，微恶寒，一身尽疼，咯痰不畅，肺气闭塞使然也。痰色黄，中已化热，宜麻黄杏仁甘草石膏汤加浮萍。

净麻黄三钱，光杏仁五钱，生石膏四钱(青黛四分同打)，生草三钱，浮萍三钱。

二诊十一月初四日：昨进麻杏甘石汤加浮萍，汗泄而热稍除，惟咳嗽、咯痰不畅，引胸腹而俱痛，脉仍浮紧。仍宜前法以泄之。

净麻黄三钱五分，生甘草二钱，生石膏六钱（薄荷末一钱同打），光杏仁四钱，苦桔梗五钱，生薏仁一两，中川朴二钱，苏叶五钱。

佐景按：据史惠甫兄言，二诊时病者已能与师对语，神情爽适，不若初诊时之但呼痛矣。稔知服药后，微汗出，一身尽疼者悉除。惟于咳嗽时，胸腹部尚觉牵痛耳。师谓本可一剂全愈，适值天时阴雨，故稍缠绵，乃加苡仁、厚朴、苏叶等与之。自服第二方后，又出微汗，身热全除，但胸背腹部尚有微痛，游移不居。又越一日，病乃全瘥，起床如常人。（摘《经方实验录·麻黄杏仁甘草石膏汤证其一》）

五、麻黄连轺赤小豆汤

【药物组成】

麻黄（去节）二两　连轺（连翘根是）二两　杏仁（去皮尖）四十个　赤小豆一升　大枣（擘）十二枚　生梓白皮（切）一升　生姜（切）二两　甘草（炙）二两

【煎服法】

上八味，以潦水一斗，先煮麻黄再沸，去上沫，内诸药，煮取三升，去滓，分温三服，半日服尽。

【适应证】

身目发黄，小便不利，胸脘痞闷，发热恶寒，无汗，脉浮。

【原文】

第262条。

【方义】

麻黄、杏仁、生姜以宣散表邪；连轺、赤小豆、生梓白皮清热利湿，并有解毒之功；甘草、大枣调和脾胃。共为解表散邪，清利湿热之剂。

【选注】

吴谦等："湿热发黄无表里证，热盛者清之，小便不利者利之，里实者下之，表实者汗之，皆无非为病求去路也。用麻黄汤以开其表，使黄从外而散。去桂枝者，避其热也；佐姜枣者，和其营卫也；加连轺、梓皮以泻其热，赤小豆以利其湿，共成治表实发黄之效也。连轺，即连翘根。无梓皮，

以茵陈代之。”(《医宗金鉴·订正仲景全书伤寒论注》)

尤在泾:“此亦热瘀而未实之证。瘀热在里者,汗不得出而热瘀于里也,故与麻黄、杏仁、生姜之辛温,以发越其表;赤小豆、连轺、梓白皮之苦寒甘,以清热于里;大枣、甘草甘温悦脾,以为散湿驱邪之用;用潦水者,取其味薄,不助水气也。合而言之,茵陈蒿汤是下热之剂,栀子檗皮汤是清热之剂,麻黄连轺赤小豆汤是散热之剂也。”(《伤寒贯珠集》卷四)

【按语】

本方治疗湿热兼有表证的发黄,方中虽用发汗之剂,但佐以清热利湿之品。近人樊天徒氏认为其治疗疮毒内攻,浮肿喘满症亦有卓效。录之可作参考。

【方歌】

麻黄连轺赤豆汤,湿热兼表身发黄;

麻翘姜草梓皮枣,杏仁赤豆煮潦浆。

【医案选录】

某生,周身泛起皮疹苦痒,用手搔痒则缕缕成痕而高出皮面。举凡疏风清热利湿之药尝之殆遍而不效。切其脉浮弦,舌苔白而略腻。

辨为湿热在表,阳气怫郁不伸之证。

疏麻黄连轺亦小豆汤原方,服后令微汗而瘥。(刘渡舟医案)

六、麻黄细辛附子汤

【药物组成】

麻黄(去节)二两　细辛二两　附子(炮、去皮、破八片)一枚

【煎服法】

上三味,以水一斗,先煮麻黄减二升,去上沫,内诸药,煮取三升,去滓,温服一升,日三服。

【适应证】

发热恶寒,寒多热少,头痛无汗,脉不浮而反沉,舌淡苔薄白。

【原文】

第301条。

【方义】

麻黄发汗以解太阳之表,附子补阳以扶少阴之虚,细辛散寒破阴以助麻附散寒之用。三药相合,于扶阳之中促进解表,于解表中又能温经助阳,

以达成温经解表的功效。

【选注】

成无己:“少阴病,当无热恶寒。反发热者,邪在表也。虽脉沉,以始得则邪气未深,亦当温剂发汗以散之。”(《注解伤寒论》卷六)

尤在泾:“此寒中少阴之经,而复外连太阳之证,以少阴与太阳为表里,其气相通故也。少阴始得本无热,而外连太阳则反发热。阳病脉当浮而仍紧,少阴则脉不浮而沉,故与附子、细辛专温少阴之经,麻黄兼发太阳之表,乃少阴经温经散寒,表里兼治之法也。”(《伤寒贯珠集》卷七)

【按语】

本方所主系“太少两感”证,所以此方表里同治。但应注意,此证既有少阴里虚,而又见太阳表实,反映邪未全陷少阴,故与单纯的少阴寒证不同。若服汤后而病不瘳,则阳虚抗邪无力,不能拒邪外出,故当先救其里,则用四逆汤方。

【方歌】

麻黄细辛附子汤,太少两感用此方;

发热恶寒脉不起,温经解表有专长。

【医案选录】

一男性,年30余,湖南人。患感冒咳嗽,迁延未愈。经服西药和中药,咳嗽不能止,肺部透视无发现。在我处治疗,亦未见显著效果。后来出差到湖南某地,经某联合诊所诊治,服药约一月左右,咳嗽仍是不好。回穗后,复来我处就医。时在下午五时,体温口探37.5℃,喉痒、咳嗽,痰白而稀、量少,神形憔悴,声微嘶,困倦嗜卧。舌淡、有薄润白苔,脉沉弦而尺部独浮……

根据上述的脉和舌来诊断,应该是风寒传经,入于少阴。虽然不是“少阴病始得之”的症候,但它是少阴病的见证则无疑义。我想到《张氏医通》的话:“暴哑声不出,咽痛异常,卒然而起,或欲咳而不能咳,或无痰,或清痰上溢,脉多弦紧,或数疾无伦,此大寒犯肾也,麻黄附子细辛汤温之,并以蜜制附子噙之,慎不可轻用寒凉之剂。”我于是采用麻黄附子细辛汤方,给服二剂,微热退清,咳止声扬。原方出入,兼予调理,体力健复……[萧熙.麻黄附子细辛汤方的临床体验[J].江苏中医,1959(2):12.]

七、麻黄附子甘草汤

【药物组成】

麻黄(去节)二两　甘草(炙)二两　附子(炮、去皮、破八片)一枚

【煎服法】

上三味,以水七升,先煮麻黄一两沸,去上沫,内诸药,煮取三升,去滓,温服一升,日三服。

【适应证】

上述之少阴病“两感证”,已二三日,而无下利吐逆等里证者。

【原文】

第302条。

【方义】

本方即麻黄细辛附子汤去细辛加炙甘草而成。因病已二三日,虽无里证,但正虚可虑,故去细辛以防伤正,加炙草以顾护正气。

【选注】

吴谦等:“【注】此详上条少阴病得之二三日,仍脉沉发热不解者,宜麻黄附子甘草汤微发其汗也。盖谓二三日不见吐利里寒之证,知邪已衰。然热仍在外,尚当汗之,但不可过耳! 故不用细辛而用甘草,盖于温散之中有和意也。此二证,皆未曰无汗,非仲景略之也,以阴不得有汗,不须言也。……【集解】柯琴曰:彼太阳病而脉反沉,便用四逆以急救其里,是里寒阴盛也。此少阴脉而表反热,便于表剂中加附子以预固其阳,是表热阳衰也。夫以发热无汗,太阳之表;脉沉但欲寐,少阴之里。设用麻黄开腠理,细辛散浮热,而无附子以固元阳,则太阳之微阳外亡,惟附子与麻黄并用,则寒邪散而阳不亡。此里病及表,脉沉而当发汗者,与病在表,脉浮而发汗者径庭也。若表微热,则受寒亦轻,故以甘草易细辛而微发其汗。甘以缓之,与辛以散之者,又少间矣。”(《医宗金鉴·订正仲景全书伤寒论注》)

【按语】

本方与麻黄细辛附子汤互相发明,虽同为温经解表、表里兼治之剂,但所主之证又有缓急轻重之分,故用药亦有加减变化之别。

【方歌】

麻黄附子甘草汤,伤寒两感阳气伤;

此方原来无里证，助阳发汗保安康。

【医案选录】

佐景曰：余尝治上海电报局高鲁瞻君之公子，年五龄。身无热，亦不恶寒，二便如常，但欲寐，强呼之醒，与之食，食已，又呼呼睡去。按其脉，微细无力。余曰：此仲景先圣所谓“少阴之为病，脉微细，但欲寐也”。顾余知治之之方，尚不敢必治之之验，请另乞诊于高明。高君自明西医理，能注射强心针，顾又知强心针仅能取效于一时，非根本之图，强请立方。余不获已，书：

熟附片八分，净麻黄一钱，炙甘草一钱。

与之。又恐其食而不化，略加六神曲、炒麦芽等消食健脾之品。

次日复诊，脉略起，睡时略减，当与原方加减。五日，而瘄疹出，微汗与俱，疹密布周身，稠逾其他瘄孩。瘄布达五日之久，而胸闷不除，大热不减，当与麻杏甘石重剂，始获痊愈。

一月后，高公子又以微感风寒，复发嗜寐之恙，脉转微细，与前度仿佛。此时，余已成竹在胸，不虞其变，依然以麻黄附子甘草汤轻剂与之，四月而蒇。（《经方实验录·麻黄附子甘草汤证》）

八、麻黄升麻汤

【药物组成】

麻黄（去节）二两半　升麻一两一分　当归一两一分　知母十八铢　黄芩十八株　萎蕤（一作菖蒲）十八铢　芍药六铢　天门冬（去心）六铢　桂枝（去皮）六铢　茯苓六铢　甘草（炙）六铢　石膏（碎，绵裹）六铢　白术六铢　干姜六铢

【煎服法】

上十四味，以水一斗，先煮麻黄一两沸，去上沫，内诸药，煮取三升，去滓，分温三服。相去如炊三斗米顷，令尽，汗出愈。

【适应证】

治咽喉不利，吐脓血，泄利不止，无汗，手足厥逆，寸脉沉迟，下部脉不至。

【原文】

第357条。

【方义】

麻黄、升麻发越误下内郁之阳邪，为方中之主药；黄芩、石膏、知母清肺胃之热；天门冬、萎蕤、当归、芍药育阴养血，以防发汗劫阴之弊；桂枝、干姜温阳以治下利；白术、茯苓、甘草补脾气以扶正虚。

本方发越阳郁之邪以外出，又能育阴以清上热，温脾而治中寒。虽为补泻兼施、寒热并用之法，但偏重于升发邪气为主，故以麻黄升麻名汤。

【选注】

吴谦等："下寒上热，若无表证，当以黄连汤为法，今有表证，故复立此方，以示随证消息之治也。升麻、萎蕤、黄芩、石膏、知母、天冬，乃升举走上清热之品，用以避下寒，且以滋上也；麻黄、桂枝、干姜、当归、白芍、白术、茯苓、甘草，乃辛甘走外温散之品，用以远上热，且以和内也。分温三服令尽，汗出愈，其意在缓而正不伤，彻邪而尽除也。脉虽寸脉沉迟、尺脉不至，证虽手足厥逆、下利不止，究之原非纯阴寒邪，故兼咽喉痛、唾脓血之证，是寒热混淆、阴阳错杂之病，皆因大下夺中所变。故仲景用此汤，以去邪为主，邪去而正自安也"。(《医宗金鉴·订正仲景全书伤寒论注·辨坏病脉证并治篇》)

尤在泾："伤寒六七日，寒已变热而未实也。乃大下之，阴气遂虚，阳气乃陷，阳气陷，故寸脉沉而迟。阴气虚，故下部脉不至。阴阳并伤，不相顺接，则手足厥逆。而阳邪之内入者，方上淫而下溢，为咽喉不利，为吐脓血，为泄利不止，是阴阳上下并受其病，而虚实冷热亦复混淆不清矣。是以欲治其阴，必伤其阳，欲补其虚，必碍其实，故曰此为难治。麻黄升麻汤合补泻寒热为剂，使相助而不相悖，庶几各行其事，而并呈其效。方用麻黄、升麻，所以引阳气发阳邪也，而得当归、知母、萎蕤、天冬之润，则肺气已滋，而不蒙其发越之害矣。桂枝、干姜，所以通脉止厥也，而得黄芩、石膏之寒，则中气已和，而不被其燥热之烈矣。其芍药、甘草、茯苓、白术，则不特止其泄利，抑以安中益气，以为通上下、和阴阳之用耳。"(《伤寒贯珠集》卷八)

【按语】

柯韵伯、丹波氏及山田氏等人怀疑非仲景之方。他们认为：寸脉沉而迟，手足厥逆，下部脉不至，泄利不止及咽喉不利、唾脓血等，已是下厥上竭、阴阳离决之候，因断言"此证此脉，急用参附以回阳，尚恐不救，以治阳实之品，治亡阳之证，是操戈下石矣"。我们认为：本方所主，是伤寒误下

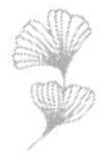

之后，阴阳两伤而又上热下寒。阳气并于上，则有咽喉不利、吐脓血的热证；脾气因虚而下夺，则有泄利不止的虚寒之证；寸脉沉而迟、手足厥逆、下部脉不至，是阴阳错乱，阳气郁而不伸之象。虽然亦有下后伤正的问题，但决非阳气竭绝之候。同时，本证兼有火热之邪内踞于上的咽喉症状，所以辨证用药决不能执定在寒热一个侧面上。

仲景治寒热错杂证，归纳起来有四：乌梅丸寒热并用，但偏于酸收，治疗蛔厥、久利寒热错杂之证；干姜黄芩黄连人参汤寒热并用，但偏于苦降，治疗寒热吐逆之证；半夏泻心汤、黄连汤的寒热并用，皆在于调和中气，治心下痞等证；麻黄升麻汤的寒热并用，却偏于升散阳郁之邪（为其特点）。

本方药味较多，组方又比较复杂，然而选择的药物及用量大小，却颇具分寸，值得我们进一步研究。

【方歌】

麻黄升麻桂芍姜，知膏天冬苓术黄；
归蕤炙草十四味，寒热并用和阴阳。

【医案选录】

李梦如子，曾二次患喉痰，一次患溏泻，治之愈。今复患寒热病，历十余日不退，邀余诊。切脉未竟，已下利二次，头痛，腹痛，骨节痛，喉头尽白而腐，吐脓样痰夹血，六脉浮中两按皆无，重按亦微缓，不能辨其至数，口渴需水，小便少，两足少阴脉似有似无。诊毕无法立方，且不明其病理，连拟排脓汤、黄连阿胶汤、苦酒汤，皆不惬意。复拟干姜黄芩黄连人参汤，终觉未妥。又改拟小柴胡汤加减，以求稳妥。继因雨阻，寓李宅附近，然沉思不得寐，复讯李父：病人曾出汗几次？曰：始终无汗。曾服下剂否？曰：曾服泻盐三次，而至水泻频仍，脉忽变阴。

余曰：得之矣，此麻黄升麻汤证也。病人脉弱易动，素有喉痰，是下虚上热体质，新患太阳伤寒而误下之，表邪不退，外热内陷，触动喉痰旧疾，故喉间白腐，脓血交并。脾弱湿重之体，复因大下而成水泻，水走大肠，故小便不利。上焦热盛，故口渴。表邪未退，故寒热头痛、骨节痛各证仍在。热闭于内，故四肢厥冷。大下之后，气血奔集于里，故阳脉沉弱。水液趋于下部，故阴脉亦闭歇。本方组织，有桂枝汤加麻黄，所以解表发汗；有苓、术、干姜化水，利小便，所以止利；用当归助其行血通脉；用黄芩、知母、石膏以消炎清热，兼生津液；用升麻解咽喉之毒；用玉竹以祛脓血；用天冬以清利痰脓。明日即可照服此方。李终疑脉有败征,恐不胜麻桂之温,欲加丽参。余曰:脉沉弱肢冷,是阳郁,非阳虚也,加参转虑掣消炎解毒之肘,不如勿用,经方以不加减为贵也。后果愈。(摘《伤寒论译释》下册,1959年第1036页)

葛根汤类概述

葛根汤类共三方，即葛根汤、葛根加半夏汤、葛根黄芩黄连汤。葛根汤治太阳伤寒无汗、项背强几几，又治二阳合病的必自下利，以及缘缘面赤、额头作痛、发热恶寒的阳明经证。葛根加半夏汤，治二阳合病，不下利但呕的胃气上逆证。葛根黄芩黄连汤则治三表七里的协热下利与喘而汗出等证。由此而论，葛根汤治下利，功在于升；加半夏治呕，既升又降；加芩连治协热利，则又功在于清。

一、葛根汤

【药物组成】

葛根四两　麻黄(去节)三两　桂枝(去皮)二两　生姜(切)三两　甘草(炙)二两　芍药二两　大枣(擘)十二枚

【煎服法】

上七味，以水一斗，先煮麻黄、葛根减二升，去白沫，内诸药，煮取三升，去滓，温服一升，覆取微似汗。余如桂枝法将息及禁忌，诸汤皆仿此。

【适应证】

太阳病，头痛、项背强几几、无汗恶风；或二阳合病，下利而脉浮长。

【原文】

第 31 条、32 条。

【方义】

本方治太阳表实兼有经输不利的项背强几几。葛根善行经输，能升腾津液、滋润筋脉，又能解肌祛邪外出；麻桂解表发汗，协葛根以解表邪；桂芍调和营卫，并助葛根以通利经输；姜、枣、草则益中焦而调和营卫。

【选注】

柯韵伯："比麻黄、青龙之剂较轻。然几几更甚于项强，而无汗不失为表实，脉浮不紧数，是中于鼓动之阳风，故以桂枝汤为主，而加麻葛以攻其表实也。葛根味甘气凉，能起阴气而生津液，滋筋脉而舒其牵引，故以为君。麻黄、生姜，能开玄府腠理之闭塞，祛风而出汗，故以为臣。寒热俱轻，故少佐桂芍，同甘枣以和里。此于麻桂二方之间衡其轻重，而为调和表里

之剂也。故用之以治表实而外邪自解，不必治里虚而下利自瘳，与大青龙治表里俱实者异矣。”（《伤寒来苏集·伤寒附翼》卷上）

【按语】

本方专治太阳病而兼项背强几几。这是风寒客入太阳经输，而津液又不得濡润筋脉所致。用桂枝汤加麻黄发汗散邪，又不致汗出太多而伤津液；加葛根利经脉之凝结，使津液敷布以解除项背强急的证候。现代医学研究证明，葛根有扩张血管、促进血流的作用。这与祖国医学用其治项背强急之理遥相呼应。

本方与桂枝加葛根汤相比，彼为表虚自汗，故减麻黄；此为表实无汗，故加麻黄。本方用桂枝汤而不用麻黄汤，有调和血脉之意在内。服本方后，脊背可发生热感，继而汗出，这是药力走于经输，使经气通达、邪气外出的表现。

【方歌】

葛根桂枝加葛黄，无汗项背几几强；

二阳合病下利治，刚痉无汗角弓张。

【医案选录】

陈某，男，49 岁，商业。于 1957 年 10 月 20 日初诊。其证颈项肩背酸痛，拘急不能转侧。病起仓猝，实证为多。

处方：葛根二钱，麻黄六分，桂枝六分，白芍三钱，生甘草钱半，生姜三钱，大枣六枚。

一剂痉愈。为巩固疗效，续服一剂。[摘《浙江中医杂志》1959(3):11]

二、葛根加半夏汤

【药物组成】

葛根四两　麻黄(去节)三两　甘草(炙)二两　芍药二两　桂枝(去皮)二两　生姜(切)二两　半夏(洗)半升　大枣(擘)十二枚

【煎服法】

上八味，以水一斗，先煮葛根、麻黄减二升，去白沫，内诸药，煮取三升，去滓，温服一升，覆取微似汗。

【适应证】

太阳与阳明合病，而有发热恶寒以及缘缘面赤、额头作痛，然如不下利，则见胃气上逆的呕吐。

【原文】

第33条。

【方义】

用葛根汤解二阳在经之邪,加半夏和胃降逆以止呕吐。

【选注】

成无己:“邪气外甚,阳不主里,里气不和,气下而不上者,但下利而不呕;里气上逆而不下者,但呕而不下利,与葛根汤以散其邪,加半夏以下逆气。”(《注解伤寒论》卷三)

尤在泾:“夫邪盛于外而之内者,仍当先治其邪。葛根汤合用桂枝、麻黄而加葛根,所以解经中两阳相合之邪。其不下利而但呕者,则加半夏以下逆气。而葛根解外,法所不易矣。”(《伤寒贯珠集》卷一)

【按语】

呕逆虽为内证,仍为经邪不解所致。根据“从外之内治其外”的原则,故本方以葛根汤发汗治其外,加半夏和其内。外解里和,其证自愈。

【方歌】

葛根加夏病二阳,下利呕逆表邪强;

疏表解肌和肠胃,合病治法好思量。

【医案选录】

程女,25岁,未婚。初春寒风料峭,因患感冒,头痛面赤、畏恶风寒、发热呕吐、脉浮而苔白润。辨证:阳明经受风寒之袭,引发胃气上逆之证。

疏方:葛根12克,麻黄6克,桂枝6克,生姜9克,半夏9克,炙甘草6克,白芍6克,大枣7枚。

服两剂,汗出身凉,呕吐不发而愈。(刘渡舟医案)

三、葛根黄芩黄连汤

【药物组成】

葛根半斤　甘草(炙)二两　黄芩三两　黄连三两

【煎服法】

上四味,以水八升,先煮葛根减二升,内诸药,煮取二升,去滓,分温再服。

【适应证】

下利为甚,大便稠黏,气味臭秽,肛门灼热,并伴有发热、喘而汗出、腹痛、尿黄、脉数等。

【原文】

第34条。

【方义】

葛根辛甘凉，解肌清热，并能升津止利；黄芩苦寒而清肠热；黄连味苦，能坚阴液、厚肠胃以止下利；甘草甘温，和胃安中，又能调和诸药。此方为表里双解，清热止利之剂。

【选注】

吴谦等："太阳病桂枝证，宜以桂枝解肌，而医反下之，利遂不止者，是误下，遂协表热陷入而利不止也。若表未解，而脉缓无力，即有下利而喘之里证，法当从桂枝人参汤以治利，或从桂枝加杏子厚朴汤以治喘矣。今下利不止，脉促有力，汗出而喘，表虽未解，而不恶寒，是热已陷阳明，即有桂枝之表，亦当从葛根黄芩黄连汤主治也。方中四倍葛根以为君，芩、连、甘草为之佐，其意专解阳明之肌表，兼清胃中之里热，此清解中兼解表里法也。"（《医宗金鉴·订正仲景全书伤寒论注·辨太阳病脉证并治上篇》）

尤在泾："太阳中风发热，本当桂枝解表，而反下之，里虚邪入，利遂不止，其脉则促，其证则喘而汗出。夫促为阳盛，脉促者，知表未解也；无汗而喘为寒在表，喘而汗出为热在里也。是其邪陷于里者十之七，而留于表者十之三。其病为表里并受之病，故其法亦宜表里两解之法。葛根黄连黄芩汤，葛根解肌于表，芩连清热于里，甘草则合表里而并和之耳。"（《伤寒贯珠集》卷二）

【按语】

葛根汤与葛根芩连汤均为表里同病之下利而设，但葛根汤证以表证为主，葛根芩连汤证则以里证为主。又，论中的桂枝人参汤与葛根芩连汤，皆为表邪不解的协热下利而设，但前者为表里皆寒，而后者则为表里俱热，临床选方当予区别。

【方歌】

葛根芩连加甘草，协热下利喘汗宝；

清热生津解表里，葛根用至八钱好。

【医案选录】

葛根芩连汤治疗急性细菌性痢疾40例临床分析：40例中，痢下赤白

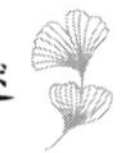

者 38 例，里急后重者 39 例，40 例均有腹痛，发热者 34 例，直肠镜阳性者 37 例，粪培养痢疾杆菌阳性者 26 例。此外，尚有起病急，恶寒发热，苔或黄或白，脉数等热利下重，或兼表证等特点。

方用葛根芩连汤：葛根三钱，黄连钱半，甘草钱半，黄芩钱半。

每日一剂，疗程最短者 2 天，最长者 12 天。40 例中：36 例临床症状完全消失，其中 30 例平均退热时间为 27.76 小时，36 例急性症状消失平均需时 3.44 天，肉眼观血便消失平均 2.83 天。26 例粪培养阳性者，治疗后转阴性者 18 例。有 1 例患者中途改用合霉素治疗。[83 医院传染病科 . 葛根黄芩黄连汤治疗急性细菌性痢疾 40 例临床分析 [J]. 江苏中医，1960(5): 33-35.]

抵当汤类概述

抵当汤类包括了桃核承气汤、抵当汤、抵当丸三方。此证为太阳之邪随经入腑，血热互结于下，而成“太阳病蓄血证”。其证轻者，则见少腹急结，其人如狂等，治用桃核承气汤；若蓄血重者，则少腹硬满，其人发狂，小便自利，或周身发黄，治疗用抵当汤；若其人热与血瘀均轻，但少腹胀满而不硬痛，亦不见发狂等，则用抵当丸治疗。

一、桃核承气汤

【药物组成】

桃仁（去皮尖）五十个　大黄四两　桂枝（去皮）二两　甘草（炙）二两　芒硝二两

【煎服法】

上五味，以水七升，煮取二升半，去滓，内芒硝，更上火，微沸下火。先食温服五合，日三服，当微利。

【适应证】

太阳病蓄血证，症见少腹急结，其人如狂，小便自利，或大便色黑者。

【原文】

第106条。

【方义】

本方即调胃承气汤加桃仁、桂枝而成。桃仁滑利而润，善能活血化瘀；大黄、芒硝则能泻热破坚，软坚化结；活血者必先理气，故用桂枝通阳行气；甘草则和诸药而安中。

【选注】

章虚谷曰：“此即调胃承气汤加桂枝、桃仁，引入血脉以破瘀结也。硝、黄、桃仁咸苦下降，佐桂枝、甘草辛温甘缓载之，使徐行入于血脉，导瘀血热邪由肠腑而去，故桂枝非为解太阳之余邪也……”（《医门棒喝·伤寒论本旨》卷九）

【按语】

《本经》谓大黄有“下瘀热”的功效。它不仅长于泻气分之实热，而且又有泻血分瘀热的作用，故与桃仁配伍，增强其破瘀活血之功。用桂枝之义，在于辛温通阳行气，气行则血行，气利则血活，与桃仁有相辅相成之用。

本方对于血热互结的经闭、子宫肌瘤、产后恶露不下，以及跌打损伤而形成的瘀血各证，都有较好的疗效。此证因蓄血在于下，故应空腹服药为好。

【方歌】

桃核承气硝黄草，桃仁桂枝五药讨；
太阳蓄血腹痛急，其人如狂功效好。

【医案选录】

李某，年二十余。先患外感，诸医杂治，证屡变，医者却走。其父不远数十里踵门求诊。审视面色微黄，少腹满胀，身无寒热，坐片刻即怒目注人，手拳紧握伸张如欲击人状，有顷即止，嗣复如初。脉沉涩，舌苔黄暗，底面露鲜红色。诊毕，主人促疏方，并询病因。答曰：病已入血分，前医但知用气分药，宜其不效。《内经》云："血在上善忘，血在下如狂。"此症即《伤寒论》"热结膀胱，其人如狂也"。

当用桃核承气汤，即疏方授之。一剂知，二剂已。嗣以逍遥散加丹、栀、生地调理而安。（摘《遯园医案》卷上）

二、抵当汤

【药物组成】

水蛭（熬） 虻虫（去翅足，熬）各三十个 桃仁（去皮尖）二十个 大黄（酒洗）三两

【煎服法】

上四味，以水五升，煮取三升，去滓，温服一升。不下更服。

【适应证】

太阳病蓄血重证，少腹硬，小便自利，其人发狂或发黄，舌质紫或有瘀斑，脉沉涩或沉结。

【原文】

第124条、125条、237条、257条。

【方义】

水蛭、虻虫均为虫类，善能破血逐瘀，消癥化积；益以大黄、桃仁，用以

荡涤血热之结。

【选注】

尤在泾:“抵当汤中,水蛭、虻虫食血去瘀之力倍于芒硝,而又无桂枝之甘辛、甘草之甘缓,视桃仁承气汤为较峻矣。盖血自下者,其血易动,故宜缓剂,以去未尽之邪;瘀热在里者,其血难动,故须峻药以破固结之势也。”(《伤寒贯珠集》卷一)

【按语】

《本经》谓水蛭“逐恶血、瘀血,月闭,破血瘕积聚”,虻虫“逐瘀血,破血积,坚痞癥瘕”。二药直入血分破其坚结,更配泄热逐瘀的大黄与润利活血的桃仁,则攻逐之力比桃核承气汤更为峻猛。

本方治妇女血瘀经闭,瘀血癫痫,跌打损伤,瘀血凝聚等,效果也很理想。

【方歌】

抵当汤中用大黄,虻虫桃蛭力最强;

少腹硬满小便利,攻瘀逐热治发狂。

【医案选录】

张意田治角江焦姓人,七月间患壮热舌赤,少腹满闷,小便自利,目赤发狂,已三十余日。初服解散,继则攻下,俱得微汗,而病终不解。诊之脉至沉微,重按疾急。夫表症仍在,脉反沉微者,邪陷入于阴也。重按急疾者,阴不胜其阳,则脉流转疾,并乃狂矣。此随经瘀血结于少阴也,宜服抵当汤。

乃自为制虻虫、水蛭,加桃仁、大黄煎服。

服后下血无算。随用熟地一味捣烂煎汁,时时饮之,以救阴液,候其通畅,用人参、附子、炙草渐渐服之,以固真元。共服熟地二斤余,人参半斤,附子四两,渐得平复。(摘《续名医类案》卷四《热病》)

三、抵当丸

【药物组成】

水蛭(熬)二十个　虻虫(去翅足,熬)二十个　桃仁(去皮尖)二十五个　大黄三两

【煎服法】

上四味,捣分四丸。以水一升,煮一丸,取七合服之。晬时当下血,若

不下者更服。

【适应证】

用于下焦蓄血，少腹胀满而不坚硬，病情较抵当汤证为轻。

【原文】

第126条。

【方义】

同抵当汤。

【选注】

方有执："然名虽丸也，犹煮汤焉。夫汤，荡也；丸，缓也。变汤为丸，而犹不离乎汤，其取欲缓不缓、不荡而荡之意欤。"（《伤寒论条辨》卷之三）

【按语】

抵当丸不是蜜丸，而是水丸。药量只有抵当汤四分之一，然连渣吞服，其效力较汤为持久，故用于瘀血而病势较缓者为宜。

【方歌】

抵当丸即抵当汤，捣药成丸煮水浆；

连渣服之只一颗，缓攻瘀血正不伤。

【医案选录】

师曰：常熟鹿苑钱钦伯之妻，经停九月，腹中有块攻痛，自知非孕。医予三棱、莪术多剂未应，当延陈葆厚先生诊。先生曰：三棱、莪术仅能治血结之初起者，及其已结，则力不胜矣。吾有药能治之，顾药有反响，受者幸勿骂我也。主人诺。

当予抵当丸三钱，开水送下。

入夜，病者在床上反复爬行，腹痛不堪，果大骂医者不已。天将旦，随大便，下污物甚多，其色黄白红夹杂不一，痛乃大除。

次日复诊，陈先生诘曰：昨夜骂我否？主人不能隐，具以情告。乃予加味四物汤调理而瘥。

曹颖甫曰：痰饮证之有十枣汤，蓄血证之有抵当汤丸，皆能斩关夺隘，起死回生。近时岐黄家往往畏其猛峻，而不敢用，即偶有用之者，亦必力为阻止，不知其是何居心也。（《经方实验录·抵当丸证》）

栀子豉汤类概述

栀子豉汤类共七方，其中以栀子豉汤为代表。此方治火郁心胸的“虚烦”不得眠，剧则心中懊憹而无可奈何。若少气者，则加甘草；若呕者，则加生姜；若胸中窒或心中结痛者，则仍用原方而不必加药；若心烦腹满，卧起不安者，则减香豉，加厚朴、枳实，名栀子厚朴汤；若劳复发热，心中懊憹者，于原方再加枳实，名枳实栀子豉汤；若兼中寒，身热胸烦而大便反溏者，则减去香豉，另加干姜，名栀子干姜汤；若因湿热发黄，兼见身热心烦、脉数等，则减去香豉，加入黄柏、甘草，名栀子柏皮汤。

栀子豉汤性味苦寒，而能泄热除烦，故病人旧有微溏而脾气虚寒的，则宜禁用为告。

一、栀子豉汤

【药物组成】

栀子（擘）十四个　香豉（绵裹）四合

【煎服法】

上二味，以水四升，先煮栀子得二升半，内豉，煮取一升半，去滓，分为二服，温进一服。得吐者，止后服。

【适应证】

治心烦身热、不得睡眠，剧者心中懊憹、坐卧不宁、莫可名状；或胸脘痞塞，或胃脘疼痛、嘈杂似饥，但头汗出，舌红苔黄，脉数等。

【原文】

第 76 条、77 条、78 条、81 条，221 条、228 条、375 条。

【方义】

栀子味苦性寒，泄热除烦，屈曲下行，降中有宣；香豉体轻气寒，宣热和胃，宣中有降。二药相合，清宣互济，发散火郁，故能开郁除烦。

【选注】

吴谦等：“未经汗吐下之烦多属热，谓之热烦；已经汗吐下之烦多属虚，谓之虚烦。不得眠者，烦不能卧也。若剧者，较烦尤甚，必反复颠倒心中懊憹也。烦，心烦也。躁，身躁也。身之反复颠倒，则谓之躁无宁时，三

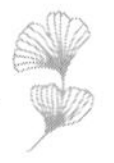

阴死证也；心之反复颠倒，则谓之懊侬，三阳热证也。懊侬者，即心中欲吐不吐，烦扰不宁之象也。因汗吐下后，邪热乘虚客于胸中所致。既无可汗之表，又无可下之里，故用栀子豉汤，顺其势以涌其热，自可愈也。”（《医宗金鉴·订正仲景全书伤寒论注》）

【按语】

按治法规定，邪在表宜汗，在胸当吐，在腹应下。汗吐下三法均为邪实而设。若经汗吐下后，而见心烦不得眠，乃实邪虽去而余热不解，蕴于胸中所致。此证严重时，可使人反复颠倒、不得卧寐，心中懊侬、烦闷至甚而令人无可奈何。治以栀子豉汤，清宣郁热而除郁烦。

本方又能外解太阳之邪，内清阳明之热，因胸膈外通太阳、内连阳明之故。但治热必远寒，故脾胃虚寒而大便溏者，则不宜服用。

至于本方是否为吐剂，历来注家看法不一。我们认为：吐或不吐，两种情况皆有。若火郁于上，服药后火郁得宣，正气趁机驱邪外出，吐而作解者有之；若热轻而又抑郁不甚，服后不吐者亦有之，故不得拘于吐与不吐的一个方面。

本方先煎栀子，后纳香豉，意在栀子取其味，香豉取其气，而香豉气味轻薄，久煎则失掉其宣散之功故也。

【方歌】

栀子豉汤治虚烦，懊侬颠倒不得眠；

呕吐少气加姜草，胸窒结痛药不添。

【医案选录】

都事靳相庄患伤寒十余日，身热无汗，怫郁不得卧，非躁非烦，非寒非痛，时发一声如叹息之状。医者不知何症，迎予诊视，曰：懊侬怫郁证也。

投以栀子豉汤一剂，十减二三。再以大柴胡汤下燥屎，怫郁除而安卧，调理数日而起。（《名医类案》卷一《伤寒》）

二、栀子甘草豉汤

【药物组成】

栀子（擘）十四个　甘草（炙）二两　香豉（绵裹）四合

【煎服法】

上三味，以水四升，先煮栀子、甘草，取二升半，内豉，煮取一升半，去滓，分二服，温进一服。得吐者，止后服。

【适应证】

栀子豉汤证，而兼见少气之证。

【原文】

第 76 条。

【方义】

栀子豉汤清宣郁热，加甘草益气和中。

【选注】

成无己："少气者，热伤气也，加甘草以益气。"（《注解伤寒论》卷三）

尤在泾："少气者，呼吸少气，不足以息也。甘草之甘，可以益气。"（《伤寒贯珠集》卷二）

【按语】

本方为栀子豉汤证兼见少气而设。少气，系指呼吸少气，乃热邪内伤中气所致。不用参芪，恐助火郁；加甘草，益气而不助邪。

【方歌】

见栀子豉汤方歌内。

三、栀子生姜豉汤

【药物组成】

栀子（擘）十四个　生姜五两　香豉（绵裹）四合

【煎服法】

上三味，以水四升，先煮栀子、生姜，取二升半，内豉，煮取一升半，去滓，分二服，温进一服。得吐者，止后服。

【适应证】

栀子豉汤证，而兼见呕逆之证。

【原文】

第 76 条。

【方义】

栀子豉汤清宣郁热，加生姜散饮止呕。

【选注】

吴谦等："若呕者，是热迫其饮也，加生姜以散之。"（《医宗金鉴·订正仲景全书伤寒论注》）

张志聪："呕者，中气逆也，加生姜以宣通。"（《伤寒论集注》）

【按语】

本方为栀子豉汤证兼见呕吐而设。火郁之热动饮而胃气上逆，故生姜与栀子豉汤同用，既助其宣通郁热，又有降逆止呕、和胃散饮之功。

【方歌】

见栀子豉汤歌内。

【医案选录】

赤锡乡郑某，胃脘疼痛。医治之痛不减，反增大便秘结，胸中满闷不舒，懊侬欲呕，辗转难卧，食少神疲，历七八日。适我下乡防疫，初返过其门，遂邀诊视。按其脉沉弦而滑，验其舌黄腻而浊，检其方多桂附、香砂之属。此本系宿食为患，初只须消导之品，或可获愈。今迁延多日，酿成"夹食致虚"，补之固不可，下之亦不宜，乃针对"心中懊侬""欲呕"二症，投以生姜栀子豉汤：

生栀子三钱、生姜三钱、香豉五钱，分温作两服。

嘱若一服吐，便止后服，再议。病家问价值，我说：一角左右足矣。病家云：前方每剂均一元以上，尚未奏效，今用一角之药，何足为力！请先生增药。我笑答云：姑试试，或有效；若无效再议未迟。病家半信半疑而去。

服后并无呕吐，且觉胸舒痛减，遂尽剂。翌日，病家来谢，称服药尽剂后，诸证均瘥。昨夜安然入睡，今晨大便已下，并能进食少许。此言药之治病，不在价之贵贱，亦不在药味之多寡，贵在医者善用耳。（摘《伤寒论汇要分析》，1964 年 4 月第 1 版第 66 页）

四、栀子厚朴汤

【药物组成】

栀子（擘）十四个　厚朴（炙、去皮）四两　枳实（水浸、炙令黄）四枚

【煎服法】

上三味，以水三升半，煮取一升半，去滓，分二服，温进一服。得吐者，止后服。

【适应证】

治心中烦热，卧起不安，腹胀满而不痛，苔黄脉数等。

【原文】

第 79 条。

【方义】

栀子苦寒，泄热除烦；厚朴苦温，行气消满；枳实苦寒，破结下气。共为清热除烦，宽中消满之剂。

【选注】

吴谦等："论中下后满而不烦者有二：一热气入胃之实满，以承气汤下之；一寒气上逆之虚满，以厚朴生姜甘草半夏人参汤温之。其烦而不满者亦有二：一热邪入胸之虚烦，以竹叶石膏汤清之；一懊侬欲吐之心烦，以栀子豉汤吐之。今既烦且满，满甚则不能坐，烦甚则不能卧，故卧起不安也。然既无三阳之实证，又非三阴之虚证，惟热与气结，壅于胸腹之间，故宜栀子、枳、朴，涌其热气，则胸腹和而烦自去、满自消矣。此亦吐中寓和之意也。"（《医宗金鉴·订正仲景全书伤寒论注》）

柯韵伯："心烦则难卧，腹满则难起。起卧不安，是心移热于胃，与反复颠倒之虚烦不同。栀子以治烦，枳、朴以泄满，此两解心腹之妙剂也。热已入胃则不当吐，便未燥硬则不可下，此为小承气之先着。"（《伤寒来苏集·伤寒论注》卷三）

【按语】

本方证的心烦、卧起不安与栀子豉汤证相同，但又兼见腹满，说明无形邪热已由胸膈下行及腹，病变部位已渐趋里，故减去轻浮上越的香豉，而加厚朴、枳实以下气消满。此外，本证虽有腹满而无便秘，与阳明腑实的承气汤证有别。

【方歌】

栀子厚朴药有三，栀子厚朴枳实煎；

心烦腹满分上下，清烦泄满两证兼。

【医案选录】

董某，女，37岁，湖北人。自诉心发烦不能控制，必须跑到野外，心中方才稍安。兼见脘腹如同物塞，夯胀不堪。然大便并不干燥，饭食也无多大变化。切其脉弦数，视其舌尖绛而根则白腻。

辨为心胃蕴郁火热，然未与糟粕等有形之物相凝结，仍属"虚烦"病类。

为疏：山栀9克，枳实9克，厚朴9克。

此方仅服一剂，上述诸症因之而瘳。（刘渡舟医案）

五、栀子干姜汤

【药物组成】

栀子(擘)十四个　干姜二两

【煎服法】

上二味，以水三升半，煮取一升半，去滓，分二服，温进一服。得吐者，止后服。

【适应证】

治身热，胸中烦热，腹满或腹痛，食少便溏。

【原文】

第 80 条。

【方义】

栀子苦寒，以清胸膈之邪热，则心烦可止；干姜辛热，以温脾胃之虚寒，则中阳可复。本方寒温并用，正邪兼顾，清上温中而相反相成。

【选注】

尤在泾："大下后身热不去，证与前同。乃中无结痛，而烦又微而不甚，知正气虚，不能与邪争，虽争而亦不能胜之也。故以栀子彻胸中陷入之邪，干姜复下药损伤之气。"(《伤寒贯珠集》卷二)

柯韵伯："攻里不远寒。用丸药大下之，寒气留中可知。心微烦而不懊侬，则非吐剂所宜也。用栀子以解烦，倍干姜以逐内寒而散表热。寒因热用，热因寒用，二味成方，而三法备矣。"(《伤寒来苏集·伤寒论注》卷三)

【按语】

《医宗金鉴》指出"栀子干姜汤当是栀子豉汤"，并认为"断无烦热用干姜"之理。这种看法我们不能苟同。因为伤寒误下之后而形成的上热下寒，或脾胃素虚之人又感外邪，则热扰于上而寒凝于中都可见到。仲景立寒热并投，上下两解之法甚是合拍。再联系论中"病人旧微溏者，不可与服之"的禁例，可以看出，仲景立方有常有变，运用之妙，存乎一心，而不拘于寒热的一格。

【方歌】

栀子干姜治心烦，身热不去泻又添；

寒热并用分上下，清热温寒一方肩。

六、枳实栀子豉汤

【药物组成】

枳实(炙)三枚　栀子(擘)十四个　豉(绵裹)一升

【煎服法】

上三味,以清浆水七升,空煮取四升,内枳实、栀子,煮取二升,下豉,更煮五六沸,去滓,温分再服,覆令微似汗。

【加减法】

若有宿食者,内大黄如博棋子大五六枚,服之愈。

【适应证】

(一)大病初愈,若调护不当,或劳作过早,因复发热口渴、心烦懊侬、心下痞塞,或胸脘胀满,或大便硬,腹满而拒按,苔黄,脉数或滑。

(二)《金匮》用治酒疸,证见:身黄发热,心中懊侬或热痛,苔黄腻,脉滑数。

【原文】

第393条。

【方义】

本方系栀子豉汤加重豆豉的用量,再加枳实所组成。枳实宽中下行,破结消痞;栀子、豆豉泄热除烦,同时加重豆豉剂量,意在宣散郁热,且能和胃解毒。用清浆水煎药,取其性凉善走,开胃化滞,解渴除烦。若有宿食而兼见腹胀切痛,苔黄脉滑者,再加大黄以荡涤肠胃而推陈致新。

【选注】

成无己:"病有劳复、有食复。伤寒新差,血气未平,余热未尽,早作劳动病者,名曰劳复。病热少愈而强食之,热有所藏,因其谷气留搏,两阳相合而病者,名曰食复。劳复则热气浮越,与枳实栀子豉汤以解之。食复则胃有宿积,加大黄以下之。"(《注解伤寒论》卷七)

尤在泾:"大病新差,血气未复,余热未尽而强力作劳,因复发热者,名曰劳复。为其余热之气因劳而外浮也。枳实、栀子所以下热,豆豉所以散热,盖亦表里之剂,而气味轻薄,适宜于病后复发之体耳。"(《伤寒贯珠集》卷八)

【按语】

大病初愈,正气尚未全复,若调摄失宜,或妄动作劳,或饮食不节,都

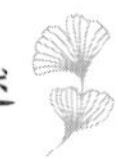

能导致其病复发。如果证见胸满心烦、懊侬不舒、心下痞塞、发热而病势偏于表者，服本方温覆取微汗尤为相宜。如果兼有宿食，病势偏于里者，再加大黄如博棋子大，微下则愈。总之，病后用药，袪邪虽为急务，但正气亦不可不顾。临床必须根据具体情况决定治疗措施，才能做到理法方药丝丝入扣，从而达到邪去正复之目的。

《金匮要略·黄疸病脉证并治》有栀子大黄汤，即本方加大黄，再加重枳实的用量而成。能治疗“酒疸”发黄，有和胃除烦、利湿通便之效。二方互参，以见其义。

【方歌】

枳实栀豉劳复宝，食复再加大黄好；
酒疸心热且懊侬，栀子大黄力能讨。

七、栀子柏皮汤

【药物组成】

肥栀子（擘）十五个　甘草（炙）一两　黄柏二两

【煎服法】

上三味，以水四升，煮取一升半，去滓，分温再服。

【适应证】

身热发黄，心烦，渴不多饮，汗出不彻，小便短赤，苔黄而脉数。

【原文】

第 261 条。

【方义】

栀子苦寒，清三焦而利小便；黄柏苦寒，清热燥湿又能坚阴；甘草和胃健脾，又能制栀柏之寒。此方清解里热，兼以燥湿，对热重于湿，正气稍衰，以及阴分伏热之黄尤为合宜。

【选注】

吴谦等：“伤寒身黄发热者，设有无汗之表，宜用麻黄连轺赤小豆汗之可也。若有成实之里，宜用茵陈蒿汤下之亦可也。今外无可汗之表证，内无可下之里证，故惟宜以栀子柏皮汤清之也。”（《医宗金鉴·订正仲景全书伤寒论注》）

尤在泾：“此热瘀而未实之证。热瘀，故身黄；热未实，故发热而腹不满。栀子彻热于上，蘖皮清热于下，而中未及实，故须甘草以和之耳。”

(《伤寒贯珠集》卷四)

【按语】

本方在临床应用上虽不及茵陈蒿汤广泛,但对于某些湿热黄疸,久治不愈,脾胃受损,正气稍衰,而阴分伏热者,有时可以收到意想不到的效果。至于方中甘草的使用,有些注家持有异议,其实正是仲景制方精妙之处。甘草甘平和中,既能防栀、柏苦寒伤胃,又有扶脾解毒之功。

【方歌】

栀子柏皮湿热黄,发热尿赤量不长;

栀子黄柏兼甘草,清热去湿好思量。

【医案选录】

唐某,男,16岁。患急性黄疸性肝炎,因循失治,皮肤黄色变黑,足热心烦,大便溏薄,脉弦数而舌红。前医用茵陈蒿汤已十余剂而效不显。

改用大甘露饮和栀子柏皮汤,约一月而病转安。(刘渡舟医案)

陷胸汤类概述

陷胸汤类指治疗热实结胸的大陷胸丸、大陷胸汤和小陷胸汤。这三个方子，在治疗上有轻重缓急之分，在病理上亦有或上或下之别，然解决热与痰水凝结则一。其中，大陷胸丸治水热偏结于上的项背强急，如“柔痉”状；大陷胸汤治水热互结，而见心下痛、按之石硬，或下连少腹，疼痛拒按；小陷胸汤治痰热结于心下，上不及项背，下不及少腹，而正在心下，按之则痛，脉见浮滑。

除热实结胸外，同时又论述了十枣汤证。十枣汤治胁下停留水饮，名叫“悬饮”。其证亦有心下痞硬，而不同于结胸者在于“引胁下痛”为辨。若其人不属热实结胸，而属于寒实结胸者，则改用白散治疗。其证亦见胸中或心下硬痛，但不见发热、口渴、心烦等热象为异。

瓜蒂散虽不治结胸，然能涌吐胸脘痰水之凝结，以治胸中痞硬，气上冲喉咽不得息，手足厥冷，心下烦满等。它与结胸证有千丝万缕的内在联系，故附于白散之后。

一、大陷胸丸

【药物组成】

大黄半斤　葶苈子（熬）半升　芒硝半升　杏仁（去皮尖、熬黑）半升

【煎服法】

上四味，捣筛二味，内杏仁、芒硝，合研如脂和散。取如弹丸一枚，别捣甘遂末一钱匕，白蜜二合，水二升，煮取一升，温顿服之。一宿乃下。如不下，更服，取下为效。禁如药法。

【适应证】

治结胸证，症见胸部硬痛，汗出，项强拘急，如“柔痉”状者。

【原文】

第131条。

【方义】

甘遂、大黄、芒硝逐水热之结，葶苈子泻胸肺之热，杏仁利肺以助下行；用白蜜为丸，每服仅一丸，则药峻而治缓，能搜尽在上之邪。

【选注】

尤在泾:“痉病之状,颈项强直。结胸之甚者,热与饮结,胸膈紧贯,上连于项,但能仰而不能俯,亦如痉病之状也。曰柔而不曰刚者,以阳气内陷者,必不能外闭,而汗常自出耳。是宜下其胸中结聚之实,则强者得和而愈。然胸中盛满之邪,固非小陷胸所能去;而水热互结之实,亦非承气汤所可治。故与葶苈之苦,甘遂之辛,以破结饮而泄气闭;杏仁之辛,白蜜之甘,以缓下趋之势,而去上膈之邪;其芒硝、大黄,则资其软坚荡实之能。”(《伤寒贯珠集》卷二)

至于用丸之理,尤氏又云:“按汤者,荡也,荡涤邪秽,欲使其净尽也。丸者,缓也,和理脏腑,不欲其速下也。大陷胸丸以荡涤之体,为和缓之用。盖以其邪结在胸,而至如柔痉状,则非峻药不能逐之,而又不可以急剂一下而尽,故变汤为丸,煮而并渣服之,乃峻药缓用之法。峻则能胜破坚荡实之任,缓则能尽际上迄下之邪也。”(《伤寒贯珠集》卷二)

【按语】

大陷胸丸为缓攻在上之邪而设。故用白蜜之甘缓,使药留恋于上,以荡涤胸膈之邪。用杏仁、葶苈之意虽是利肺,实有陷下胸邪的作用。以药测证,可能还有呼吸不利、气喘与小便不利等。

【方歌】

大陷胸丸法最超,半升葶苈杏硝调;

项强如痉君须记,大黄甘遂下之消。

【医案选录】

天津罗某素有茶癖,每日把壶长饮,习以为常。身体硕胖,面目光亮,每以身健而自豪。冬季感受风寒后,自服青宁丸与救苦丹,病不效而胸中硬疼,呼吸不利,项背拘急,俯仰为难。经人介绍,乃请余诊。其脉弦而有力,舌苔白厚而腻。

辨为伏饮踞于胸膈,而风寒之邪又化热入里,热与水结于上,乃大陷胸丸证。

为疏:大黄 6 克,芒硝 6 克,葶苈子、杏仁各 9 克。水二碗,蜜半碗,煎成多半碗,后下甘遂末 1 克。

服一剂,大便泻下两次,而胸中顿爽。又服一剂,泻下四次。从此病告愈,而饮茶之嗜亦淡。(刘渡舟医案)

二、大陷胸汤

【药物组成】

大黄(去皮)六两　芒硝一升　甘遂一钱匕

【煎服法】

上三味,以水六升,先煮大黄取二升,去滓,内芒硝,煮一两沸,内甘遂末,温服一升。得快利,止后服。

【适应证】

心下硬痛,按之石硬,或牵连胸胁,头微汗出,或从心下至少腹硬满而痛不可近,舌苔黄厚,脉沉紧有力。

【原文】

第134条、135条、136条、137条、149条。

【方义】

大黄苦寒,泄热破结;芒硝咸寒,软坚开结;甘遂苦寒,峻逐水邪。共成泄热逐水破结之功。

【选注】

尤在泾:“按:大陷胸与大承气,其用有心下与胃中之分。以愚观之,仲景所云心下者,正胃之谓;所云胃中者,正大小肠之谓也。胃为都会,水谷并居,清浊未分,邪气入之,夹痰杂食,相结不解,则成结胸。大小肠者,精华已去,糟粕独居,邪气入之,但与秽物结成燥粪而已。大承气专主肠中燥粪,大陷胸并主心下水食。燥粪在肠,必借推逐之力,故须枳朴;水食在胃,必兼破饮之长,故用甘遂。且大承气先煮枳朴,而后内大黄,大陷胸先煮大黄,而后内诸药。夫治上者制宜缓,治下者制宜急,而大黄生则行速、熟则行迟,盖即一物,而其用又有不同如此。”(《伤寒贯珠集》卷二)

【按语】

尤氏对大承气汤与大陷胸汤的鉴别分析,论述颇为精当。夫药物配伍之不同,煎煮先后之有别,其治疗作用亦因之而异。故本方比大承气汤更为峻猛,必须审证无误,方可使用。服后中病即止,以免伤正。若虚人、老人、孕妇则应禁用。

【方歌】

大陷胸汤遂硝黄,心下硬痛脉紧强;
热气内陷水热结,小有潮热要参详。

【医案选录】

沈家湾陈姓孩年十四，独生子也，其母爱逾掌珠。一日忽得病，邀余出诊。脉洪大，大热，口干，自汗，右足不得伸屈，病属阳明。然口虽渴，终日不欲饮水，胸部如塞，按之似痛，不胀不硬，又类悬饮内痛。大便五日未通，上湿下燥，于此可见。且太阳之湿内入胸膈，与阳明内热同病，不攻其湿痰，燥热焉除？于是遂书大陷胸汤与之。

制甘遂一钱五分，大黄三钱，芒硝二钱。

返寓后，心殊不安。盖以孩提娇嫩之躯，而予猛烈锐利之剂。倘体不胜任，则咎将谁归？且《伤寒论》中之大陷胸汤证，必心下痞鞕，而自痛，其甚者或有从心下至少腹鞕满，而痛不可近为定例。今此证并未见痞鞕，不过闷极而塞，况又似小儿积滞之证，并非太阳早下失治所致。事后追思，深悔孟浪。至翌日黎明，即亲往询问。据其母曰，服后大便畅通，燥屎与痰涎先后俱下，今已安适矣。其余诸恙，均各霍然。乃复书一清热之方以肃余邪。嗣后余屡用此方治胸膈有湿痰，肠胃有热结之证，上下双解，辄收奇效。语云，胆欲大而心欲小，于是益信古人之不予欺也！（摘《经方实验录》，上海科学技术出版社，1979 年 8 月第 1 版第 69 ～ 70 页）

三、十枣汤

【药物组成】

芫花（熬）　甘遂　大戟

【煎服法】

上三味，等分，各别捣为散。以水一升半，先煮大枣肥者十枚，取八合，去滓，内药末。强人服一钱匕，羸人服半钱，温服之，平旦服。若下少，病不除者，明日更服，加半钱。得快下利后，糜粥自养。

【适应证】

心下痞硬满，引胁下疼痛，干呕短气，头痛，微汗出，不恶寒，发作有时，脉弦紧。

【原文】

第 152 条。

【方义】

芫花、大戟、甘遂三药为泻水逐饮的峻剂，长于攻逐胸腹积液，能一鼓而下。然逐水又恐伤正，故以大枣固护脾胃而滋津液，务使邪去正不伤，而为有制之师。

【选注】

尤在泾："按《金匮》云：饮后水流在胁下，咳吐引痛，谓之悬饮。又云：病悬饮者，十枣汤主之。此心下痞鞕满引胁下痛，所以知其为悬饮也。悬饮非攻不去，芫花、甘遂、大戟并逐饮之峻药，而欲攻其饮，必顾其正，大枣甘温以益中气，使不受药毒也。"（《伤寒贯珠集》卷一）

【按语】

本证有头痛汗出，而无发热恶寒脉浮等，说明表邪已解，当攻其里。若见发热恶寒、头痛汗出、脉浮等，则表证未解，当先解表，而后攻里。

本方峻猛，又令空腹服，则药力攻邪不受食阻。若病不除，再适当加重药量。体弱及孕妇忌服，恐正虚而不支。

据报道，本方用于西医的胸膜炎、胸腔积液、肝硬化腹水，若体实而正气不衰，确有疗效。

【方歌】

十枣汤治胁下水，心下痞硬胁痛锐；

甘遂芫戟研细末，枣汤煮浓服钱匕。

【医案选录】

《嘉定县志》云：唐杲，字德明，善医。太仓武指挥妻，起立如常，卧则气绝欲死。杲言：是为悬饮。饮在喉间，坐之则坠，故无害；卧则壅塞诸窍，不得出入而欲死也。

投以十枣汤而平。（摘《金匮玉函要略辑义》）

四、小陷胸汤

【药物组成】

黄连一两　半夏（洗）半升　栝楼实（大者）一枚

【煎服法】

上三味，以水六升，先煮栝楼，取三升，去滓，内诸药，煮取二升，去滓，分温三服。

【适应证】

治痰热郁结，心下痞硬，按之则痛，痰涎多，苔黄腻，脉浮滑。

【原文】

第 138 条。

【方义】

栝楼实甘寒滑润，清热涤痰，宽胸利肠，并能开血脉之结；黄连苦寒清热；半夏辛温化痰。共成清利痰热之功，以开心下之结。

【选注】

柯韵伯："结胸有轻重，立方分大小。从心下至小腹按之石硬而痛不可近者，为大结胸。正在心下，未及胁腹，按之则痛，未曾石硬者，为小结胸。大结胸是水结在胸腹，故脉沉紧；小结胸是痰结于心下，故脉浮滑。水结宜下，故用甘遂、葶、杏、硝、黄等下之；痰结可消，故用黄连、栝蒌、半夏以消之。水气能结而为痰，其人之阳气重可知矣。"（《伤寒来苏集·伤寒论注》卷二）

吴谦等："黄连涤热，半夏导饮，瓜蒌润燥下行。合之以涤胸膈痰热，开胸膈气结。攻虽不峻，亦能突围而入，故名小陷胸汤。分温三服，乃缓以治上之法也。"（《医宗金鉴·订正仲景全书伤寒论注》）

【按语】

本方主治痰热之邪结于胃脘，不蔓不枝，正在心下的小结胸证。与大结胸证相比，虽皆三药组成，却有大小缓急之分。此用黄连清热，彼用大黄泻热；此用半夏辛开化痰，彼用甘遂峻逐水饮；此用栝楼实涤痰利便，彼用芒硝软坚泻下。可见，证有轻重之殊，方有大小之别。

本方栝楼实要先煮。仲景云"大者一枚"，即合现在剂量约 80 克。栝楼实在方中起主要作用，有涤痰结、利大肠、通下胸中郁热以及活血止痛之功。

服本方后，常泻下黄色黏涎而愈。常用于治疗急性胃炎、渗出性胸膜炎、支气管肺炎等。若兼见胸胁苦满者，本方可与小柴胡汤合方，名为柴陷汤，用之得当，效如桴鼓。

【方歌】

小陷胸汤大瓜蒌，半夏黄连三药投；

痰热胶结心下痛，利痰清热服之瘳。

【医案选录】

孙某，女，58 岁。胃脘作痛，按之益甚。痛处鼓起一包，如鸡卵大小，按之不痛而软，患者忧心忡忡，乃急到医院检查，而放射科之 X 线钡餐造影登记，须一月后始能轮到，不得已，乃延中医治疗。余切其脉弦滑有力，舌苔白中带黄，问其二便则称正常，而饮食亦无倒饱吞酸等象。

证属痰热内凝，胃中络脉瘀滞，正如陈修园所谓“脉络凝邪心下成”之证是也。

为疏：糖瓜蒌30克，黄连9克，半夏10克。

此方共服三剂，大便解下黄色黏液。从此，疼止而心下之包亦消。（刘渡舟医案）

五、白散

【药物组成】

桔梗三分　巴豆（去皮心、熬黑、研如脂）一分　贝母三分

【煎服法】

上三味为散，内巴豆，更于臼中杵之，以白饮和服。强人半钱匕，羸者减之。病在膈上必吐，在膈下必利。不利，进热粥一杯。利过不止，进冷粥一杯。

【适应证】

证见胸中或心下硬满疼痛拒按，呼吸不利，大便不通，而无烦渴等热象，舌苔白滑，脉沉弦或沉迟有力。

【原文】

第141条。

【方义】

巴豆辛热力猛，能泻寒痰冷饮积聚，辅以贝母开结解郁；桔梗开肺气之闭，又能载药上行，一举而下胸中寒实。用白饮服药，恐峻药伤正，所以护胃气也。

【选注】

吴谦等：“是方也，治寒实水结胸证，极峻之药也。君以巴豆，极辛极烈，攻寒逐水，斩关夺门，所到之处，无不破也；佐以贝母，开胸之结；使以桔梗，为之舟楫，载巴豆搜逐胸邪，悉尽无余。膈上者必吐，膈下者必利。然惟知任毒以攻邪，不量强羸，鲜能善其后也。故羸者减之，不利进热粥，利过进冷粥。盖巴豆性热，得热则行，得冷则止。不用水而用粥者，借谷气以保胃也。”（《医宗金鉴·订正仲景全书伤寒论注》）

【按语】

寒实结胸，以寒痰冷饮结于胸膈，胸部硬满疼痛，但无口渴、发热、苔黄等热象为辨。本方服后，或吐或下，都是逐邪外出的反应。若服药不利，

则服热粥以助泻下；若下利不止，则服冷粥以止下利。因巴豆得热则行，遇冷则止故也。

【方歌】

白散三物巴桔贝，寒实结胸此方贵；

或吐或利分上下，中病即止莫伤胃。

【医案选录】

郑姓老人年七十余，素嗜酒，并有慢性气管炎，咳嗽痰多，其人痰湿恒盛。时在初春，其家有喜庆事，此老饕餮大嚼酒肉饭食后，即入床睡眠，翌日不起，家人在忙碌中初当不知，至晚始发觉患者迷糊，询之瞠目不知答，木然如痴呆。因其不气急、不发热，第三天始邀余诊。两手脉象滑大有力。检视口腔：满口痰涎粘连，舌苔则厚腻垢浊，呼之不应，问之不答，两目呆瞪直视，瞳孔反应正常，按压其胸腹部，患者蹙眉似有痛闷感拒按状，于揭被时发觉有尿臭，始知其遗尿在床，然大便不行，当考虑其脉象舌苔是实症，不发热，不咳嗽，不气急，病不在脑而在胃，因作寒实结胸论治。

用桔梗白散五分，嘱分三回以温开水调和，缓缓灌服。

二次灌药后，呕出黏腻胶痰样吐物甚多，旋即发出长叹太息呻吟声。三次药后，腹中鸣响，得泻下两次，患者始觉胸痛、发热、口渴，欲索饮。继以小陷胸汤两剂而愈。[叶橘泉，徐焙．点滴经验回忆录——对巴豆剂的一些经验和体会[J]. 江苏中医，1961(8)：40.]

六、瓜蒂散

【药物组成】

瓜蒂（熬黄）一分　赤小豆一分

【煎服法】

上二味，各别捣筛，为散已，合治之，取一钱匕。以香豉一合，用热汤七合，煮作稀糜，去滓，取汁和散，温顿服之。不吐者，少少加。得快吐乃止。（诸亡血虚家，不可与瓜蒂散）

【适应证】

治病如桂枝证，头不痛、项不强、寸脉微浮、胸中痞硬、气上冲咽喉不得息，或手足厥冷，脉乍紧，心下满而烦，饥不能食等。

【原文】

第166条、355条。

【方义】

瓜蒂味极苦，赤小豆味微酸，二药配伍，而有酸苦涌泄的作用；豆豉轻宣辛散，载药上浮，助瓜蒂以催吐，使上焦寒实从上越出。

【选注】

吴谦等：“凡胸中寒热与气与饮郁结为病，谅非汗下之法所能治，必得酸苦涌泄之品，因而越之，上焦得通，阳气得复，痞硬可消，胸中可和也。瓜蒂极苦，赤豆味酸，相须相益，能疏胸中实邪，为吐剂中第一品也。而佐香豉汁合服者，借谷气以保胃气也。服之不吐，少少加服，得快吐即止者，恐伤胸中元气也。此方奏功之捷，胜于汗下，所谓汗吐下三大法也。今人不知仲景、子和之精义，置之不用，可胜惜哉！然诸亡血虚家，胸中气液已亏，不可轻与，特为申禁。”（《医宗金鉴·订正仲景全书伤寒论注》）

【按语】

胸中痰邪闭郁，而使胸中痞硬，气上冲咽喉不得息。营卫之气从胸中发于体表，今痰实壅郁于胸，营卫之气流行不畅，所以出现恶寒发热，类似中风之证。然脉反寸部微浮，关尺皆沉而不起，反映胸部之邪而有上出之机，故可因势利导，用瓜蒂散吐之。若胸中郁闭，阻遏阳气不能达于四肢，又可出现心下满而烦、手足厥冷等。

服瓜蒂散后，吐出菜汁样绿水或黄水，或稠涎黏痰则病愈。但用此法时，应注意以下几点：

1. 由于涌吐时气机向上向外，往往头身出汗，应嘱患者避风寒以防感冒。

2. 吐时还可引起头晕、面赤、心慌等象，应让患者闭目静坐，少顷即解。

3. 吐时用宽布带扎紧腹部以助吐力。

4. 若药后吐不止者，可用葱白煎汤以解之。

5. 若药后不吐者，可口含糖即吐，或以指探吐。

汗吐下三法为祛邪救急之法。然时至今日，吐法已不为医家所采用，有名存实亡之感，亟应引起注意。

【方歌】

瓜蒂散是涌吐方，胸中痞硬痰邪猖；

气冲咽喉不得息，蒂豆研散调豉汤。

【医案选录】

信州老兵女，三岁，因食盐虾过多，齁喘之疾，乳食不进。贫无可召医治。一道人过门，见病女喘不止，教使取甜瓜蒂七枚，研为粗末，用冷水半茶盏许调，澄取清汁，呷一小呷。

如其言，才饮竟，即吐痰涎若胶粘状，胸次既宽，齁喘亦定。少日再作，又服之，随手愈。凡三进药，病根如扫。此药味极苦，难吞咽，谓之曰甜瓜蒂苦，诚然。《类编》。（摘《名医类案》卷三《喘》）

泻心汤类概述

泻心汤类共有五方，即半夏泻心汤、大黄黄连泻心汤、附子泻心汤、生姜泻心汤、甘草泻心汤。为了比类发明，将旋覆代赭汤列于其后。

泻心汤是治疗心下痞气的主方。泻心汤证是因脾胃之气不和，升降之机乖戾，使气痞于心下所致。因此，其兼有胃气不降的呕吐、噫气和脾气不升的大便下利等。至于热邪结于心下的热痞，以及上热下寒导致的卫阳不能固表的恶寒汗出之痞，虽不能完全归咎于脾胃的气机升降失调，然气机痞于心下，而使胃脘之气不和则一。所以，五个泻心汤中，调和脾胃阴阳而治心下痞气的，则只有半夏泻心汤、生姜泻心汤、甘草泻心汤三方。余如大黄黄连泻心汤和附子泻心汤，乃是针对寒热的具体情况而制定，它们虽有心下痞证，但其病机似应另当别论。

旋覆代赭汤证也兼见心下痞，可以作为泻心汤证的类证，但病机属于胃虚肝逆，而又痰气相因，故虽有噫气不除的特点，但无呕吐下利之变，而与脾胃升降失序者又有不同，故不得混为一谈。

一、半夏泻心汤

【药物组成】

半夏（洗）半升　黄芩　干姜　人参　甘草（炙）各三两　黄连一两　大枣（擘）十二枚

【煎服法】

上七味，以水一升，煮取六升，去滓，再煮取三升，温服一升，日三服。

【适应证】

本证的特点：中见心下痞满不舒，上见呕吐或带酸苦，下见大便泻利，舌苔白腻，脉多见滑，而是其候。

【原文】

第 149 条。

【方义】

本方系小柴胡汤去柴胡、生姜，加黄连、干姜而成。半夏泻心汤属于和解剂之一，其证由于中州气机升降不利，中焦痞塞，胃气不降而生热，故以芩连之苦寒以降之;脾气不升而生寒,故用干姜之辛热以温之;痰饮扰胃,上逆作吐,故用半夏化饮降逆止吐;脾胃气弱,不能斡旋上下,故以参草枣以补之。本方清上温下,苦降辛升,蠲痰消痞,为治疗心下痞的主方。

【选注】

尤在泾:“按:痞者,满而不实之谓。夫客邪内陷,即不可从汗泄,而满而不实,又不可从下夺,故惟半夏、干姜之辛,能散其结;黄连、黄芩之苦,能泄其满。而其所以泄与散者,虽药之能,而实胃气之使也。用参、草、枣者,以下后中虚,故以之益气,而助其药之能也。”(《伤寒贯珠集》卷二)

【按语】

本方由小柴胡汤加减变化而成。方中寒温并用,辛开苦降甘调于一炉共治,为和解脾胃寒热而设。本方为治疗脾胃疾病开辟了一条途径。在临床上,对单纯的脾胃热证或寒证较易医治,但是对于脾胃运化失常所产生的寒热夹杂、升降乖戾之证,若不明和解脾胃阴阳之法,则往往令人束手无策。目前,本方广泛应用于急慢性胃炎、消化道溃疡、慢性肠炎、消化不良等病证。如运用得当,常可取得满意的疗效。

【方歌】

半夏泻心芩连姜,人参草枣合成方;

心下痞满兼呕吐,去滓重煎调胃肠。

【医案选录】

张某,男,司机,素嗜酒。1969 年发现呕吐,心下痞闷,大便每日两三次而不成形。经多方治疗,效不显。其脉弦滑,舌苔白。

辨为酒湿伤胃,郁而生痰,痰浊为邪,胃气复虚,影响升降之机,则上见呕吐,中见痞满,下见腹泻。治以和胃降逆,去痰消痞为主。

拟方:半夏 12 克,干姜 6 克,黄芩 6 克,黄连 6 克,党参 9 克,炙甘草 9 克,大枣 7 枚。

服一剂,大便泻下白色胶涎甚多,呕吐十去其七。又服一剂,则痞利皆减。凡四剂痊愈。(刘渡舟医案)

二、大黄黄连泻心汤

【药物组成】

大黄二两　黄连一两

【煎服法】

上二味，以麻沸汤二升渍之须臾，绞去滓，分温再服。

【适应证】

（一）心下痞满，按之不痛，心烦溲赤，大便不爽，舌红苔黄，脉浮或数。

（二）心下痞，兼吐血、衄血等火热迫血妄行证。

【原文】

第154条、164条。

【方义】

大黄苦寒，泄热而破结；配黄连之苦寒，以清心胃火邪。俾火邪去而气和，则痞满可除。

【选注】

成无己：“《内经》曰：火热受邪，心病生焉。苦入心，寒除热，大黄、黄连之苦寒，以导泻心下之虚热。但以麻沸汤渍服者，取其气薄而泄虚热。”（《注解伤寒论》卷四）

钱潢曰：“心下者，心之下，中脘之上，胃之上脘也。胃居心之下，故曰心下也。……其脉关上浮者，浮为阳邪，浮主在上，关为中焦，寸为上焦，因邪在中焦，故关上浮也。若结胸之脉，则寸浮而关沉矣。结胸因热邪水饮并结，按之石硬，或心下至少腹皆痛不可近，故治之以大陷胸汤。此则关上浮，按之濡，乃无形之邪热也。热虽无形，然非苦寒以泄之不能去也，故以大黄黄连泻心汤主之。按之濡而脉浮，未可寒下太过，故以麻沸汤渍须臾，分服。”（《伤寒溯源集》卷之三）

【按语】

本方乃治疗热痞的正治之法。成注所云“虚热”者，意指无形邪热结于心下，其中并无实物可言。故本方不必煎煮，而以沸水浸泡片刻，然后绞汁去滓即可服用。这种制药方法，在于取其寒气之轻扬以泄热，避其苦味之重浊以攻下。

本方仅大黄、黄连二味，然附子泻心汤则用大黄、黄连、黄芩三味，恐前方中亦有黄芩，而后但加附子。又《千金翼方》注云“此方必有黄芩”，再考《金匮·惊悸吐衄篇》的泻心汤亦芩连并用，可见本方有黄芩为理想，以增强清热泄痞之功。

本方临床上应用较广，不仅是治疗热痞的主方，也能治疗因于火邪的诸般血证。《圣惠方》还用本方治疗丈夫、妇人三焦积热之眼目赤肿，头项肿痛，口舌生疮，心膈烦躁，小便赤涩，大便秘结，粪门肿痛等，反映了其清热的作用为优。

【方歌】

大黄黄连泻心汤，黄芩黄连和大黄；
清热泄痞沸汤渍，擅治烦躁吐衄殃。

【医案选录】

甘肃高寨孙某，60岁。鼻衄如注，心烦不眠，心下痞满，小便发黄，大便不爽，舌质红而苔薄黄，六脉皆数。

辨为心胃之火上炎，扰动气血。气不和则心下痞满，血被灼则鼻衄不止。治当泻心清热，则气血自安。

处方：生大黄9克，黄连6克，黄芩6克。

用滚汤浸药片刻，饮一碗，而衄痞皆愈。（刘渡舟医案）

三、附子泻心汤

【药物组成】

大黄二两　黄连一两　黄芩一两　附子（炮、去皮、破，别煮取汁）一枚

【煎服法】

上四味，切三味，以麻沸汤二升渍之须臾，绞去滓，内附子汁，分温再服。

【适应证】

上述之热痞，而又兼见恶寒汗出之证。

【原文】

第155条。

【方义】

大黄、黄连、黄芩苦寒泄热，沸水浸渍以泄气分之痞；附子辛热，别煮取汁，用以扶阳固表止汗。共为寒热并用，正邪兼顾之剂。

【选注】

尤在泾："按此证，邪热有余而正阳不足，设治邪而遗正，则恶寒益甚；或补阳而遗热，则痞满愈增。此方寒热补泻并投互治，诚不得已之苦心，然使无法以制之，鲜不混而无功矣。方以麻沸汤渍寒药，别煮附子取汁，合和与服，则寒热异其气，生熟异其性，药虽同行，而功则各奏，乃先圣之妙用也。"（《伤寒贯珠集》卷二）

【按语】

本方中三黄生用，沸水浸渍，是取其轻清之气，以泄上焦之热。尤妙在附子熟用另煎，是取其醇厚之味，以温下焦之寒。如是，阳得附子而复，则恶寒汗出愈；热得三黄而除，则心下痞满自消。

本汤证应与热痞兼表未解者相鉴别。如果其人恶寒汗出，而又有发热脉浮、头项强痛等，则宜遵先表后里的治疗原则，宜用桂枝汤先解其表，表解后，方可用大黄黄连泻心汤泄其痞。

【方歌】

附子泻心芩连黄，恶寒汗出痞为殃；

专煎轻渍须记住，泻热之中又扶阳。

【医案选录】

宁乡学生某，肄业长群中学，得外感数月，屡变不愈。延诊时，自云胸满，上身热而汗出，腰以下恶风。时夏历六月，以被围绕。取视前所服方，皆时俗清利搔不着痒之品。舌苔淡黄，脉弦。与附子泻心汤。

旁有教员某骇问曰：附子与大黄同用，出自先生心裁，抑仍古方乎？余曰：此乃上热下寒症，时医不能知之，余遵张仲景古方治之，不必疑阻，保无他虞，如不信，试取《伤寒论》读之便知。旁又有人果取以来，请为指示。余即检出授阅，遂再三道歉而退。

阅二日复诊，云药完二剂，疾如失矣。为疏善后方而归。(摘《遯园医案》卷上)

四、生姜泻心汤

【药物组成】

生姜(切)四两　甘草(炙)三两　人参三两　干姜一两　黄芩三两　半夏(洗)半升　黄连一两　大枣(擘)十二枚

【煎服法】

上八味，以水一斗，煮取六升，去滓，再煎，取三升，温服一升，日三服。(附子泻心汤，本云加附子。半夏泻心汤、甘草泻心汤，同体别名耳。生姜泻心汤，本云理中人参黄芩汤，去桂枝、术，加黄连，并泻肝法)

【适应证】

胃中不和，心下痞硬，干噫食臭，肠鸣下利，或胁下作痛，小便不利，脉沉弦，舌苔水滑。

【原文】

第157条。

【方义】

本方即半夏泻心汤加生姜而成。证属脾胃虚弱,中气不运,故饮食难于消化,致使水饮内停而成痞。药用生姜健胃以散水饮,佐以半夏涤痰消痞气;干姜温中以去寒邪;人参、甘草、大枣甘温扶虚,补中益气;黄芩、黄连苦寒而降,以治胃气上逆。

【选注】

吴谦等:"名生姜泻心汤者,其义重在散水气之痞也。生姜、半夏散胁下之水气;人参、大枣补中州之土虚;干姜、甘草以温里寒;黄芩、黄连以泻痞热。备乎虚水寒热之治,胃中不和下利之痞,焉有不愈者乎?"(《医宗金鉴·订正仲景全书伤寒论注》)

尤在泾:"汗解之后,胃中不和,既不能运行真气,并不能消化饮食,于是心中痞鞕,干噫食臭。《金匮》所谓中焦气未和,不能消谷,故令人噫是也。噫,嗳食气也。胁下有水气,腹中雷鸣下利者,土德不及而水邪为殃也。故以泻心消痞,加生姜以和胃。"(《伤寒贯珠集》卷二)

【按语】

本方治胃不和而有水气之痞。此证水气虽已波及胁下,但病根犹在于胃。因寒热互结较重,故心下痞满且硬。胃虚食滞,故见干噫食臭等。本方与半夏泻心汤相比,而以水气之患为突出。水气不化而横流,故胁下作痛;若水走肠间,则腹中雷鸣下利。所以,本方重用生姜之辛散,以和胃散水,他药则与半夏泻心汤同。本证如见小便不利,亦可酌加茯苓为要。

【方歌】

生姜泻心是良方,胃中不和痞为殃;

噫气下利芩连草,参枣半夏与二姜。

【医案选录】

潘某,女,49岁,湖北潜江人。主诉心下痞塞,当胃脘处高起如鸡卵大小,噫气频作,呕吐酸苦,大便溏稀,肠鸣辘辘,饮食少思。查其人体胖,面浮肿,色青黄而不泽;视其心下隆起一包,按之则没,抬手则起。六脉滑而无力,舌苔水滑。

辨为脾胃之气不和,以致升降失序,中挟水饮,故而成痞。气聚不达则心下隆起，然按之无物，但气痞耳，故按之则消。

为疏生姜泻心汤加茯苓。连服八剂，痞消包平而愈。（刘渡舟医案）

五、甘草泻心汤

【药物组成】

甘草（炙）四两　黄芩三两　干姜三两　半夏（洗）半升　大枣（擘）十二枚　黄连一两

【煎服法】

上六味，以水一斗，煮取六升，去滓，再煎，取三升，温服一升，日三服。

【适应证】

心下痞硬而满，腹中雷鸣，下利频作，水谷不化，干呕心烦不得安。

【原文】

第158条。

【方义】

本方即半夏泻心汤减人参，加重甘草之剂量而成。方以甘草命名，义在缓客气之逆，益中州之虚；佐以大枣之甘，则扶虚之力为大；半夏辛降，和胃消痞；芩连清其客热，干姜温其里寒。务使中气健运，寒热消散，胃气不痞，客气不逆则愈。

【选注】

尤在泾："伤寒中风者，成氏所谓伤寒或中风者是也。邪盛于表而反下之，为下利谷不化、腹中雷鸣，为心下痞鞕而满，为干呕心烦不得安，是表邪内陷心间，而复上攻下注，非中气空虚，何致邪气淫溢至此哉！医以为结热未去，而复下之，是已虚而益虚也。虚则气不得化，邪愈上逆，而痞鞕有加矣。故与泻心消痞，加甘草以益中气。"（《伤寒贯珠集》卷二）

吴谦等："方以甘草命名者，取和缓之意也。用甘草、大枣之甘，补中之虚，缓中之急；半夏之辛，降逆止呕；芩连之寒，泻阳陷之痞热；干姜之热，散阴凝之痞寒。缓中降逆，泻痞除烦，寒热并用也。"（《医宗金鉴·订正仲景全书伤寒论注》）

【按语】

本方治疗由于反复误下，脾胃气虚较重，而成痞利俱甚的心下痞证。但本方却无人参，与半夏泻心汤相比较，只是增加了一两甘草，却少了三两人参。按林亿所云，此方无人参，乃脱落之过，故本方当有人参为是。

半夏泻心汤、生姜泻心汤、甘草泻心汤均为治疗心下痞的方剂，所治病证皆以脾胃升降失常，寒热错杂导致的心下痞满与呕利等为主。三方药物相仿，治疗略同，但同中有异。其中辛开苦降甘调而各有偏重。如半夏泻心汤证以心下痞兼呕为主；生姜泻心汤证则以心下痞硬，干噫食臭，胁下有水气，腹中雷鸣与下利为主；甘草泻心汤证则以痞利俱甚，谷气不化，客气上逆，干呕心烦不得安为主。临床应细心体察每方的特点，而选择运用。

【方歌】

甘草泻心用芩连，干姜半夏参枣全；

心下痞硬下利甚，更治狐惑心热烦。

【医案选录】

郑某，女，32 岁。其证上则口腔经常糜烂作痛，而不易愈合；下则前阴黏膜溃破，既痛且痒；中则心下痞满，饮食乏味。切其脉弦而无力，舌有薄白之苔，颊部黏膜溃烂成疮。问其小便尚称正常，唯大便每日两次而成形。

辨为脾虚不运，升降失常，气痞于中，而又挟有䘌毒之害。治宜健脾调中，兼解虫毒。

处方：炙甘草 12 克，黄芩 9 克，人参 9 克，干姜 9 克，黄连 6 克，半夏 10 克，大枣 7 枚。

此方共服十数剂，而诸症逐渐得瘳。（刘渡舟医案）

六、旋覆代赭汤

【药物组成】

旋覆花三两　人参二两　生姜五两　代赭一两　甘草（炙）三两　半夏（洗）半升　大枣（擘）十二枚

【煎服法】

上七味，以水一斗，煮取六升，去滓，再煎，取三升，温服一升，日三服。

【适应证】

胃虚而肝气挟痰饮以上逆，故心下痞硬，噫气不除，甚至呕吐痰涎，头目眩晕，舌质淡，苔白滑，脉来弦。

【原文】

第 161 条。

【方义】

旋覆花疏肝利肺，除水下气；代赭石质重下沉，镇肝降逆；更以半夏、生姜温化痰饮，消痞散结；人参、炙甘草、大枣补中益气，以照顾中土之虚。

【选注】

罗天益："汗吐下解后，邪虽去而胃气已亏矣。胃气既亏，三焦因之失职，清无所归而不升，浊无所纳而不降，是以邪气留滞，伏饮为逆，故心下痞硬，噫气不除也。方中以人参、甘草养正补虚，生姜、大枣和脾养胃，所以安定中州者至矣。更以代赭石之重，使之敛浮镇逆；旋覆花之辛，用以宣气涤饮。佐人参以归气于下，佐半夏以蠲饮于上。浊降则痞硬可消，清升则噫气可除矣。观仲景治少阴水气上凌，用真武汤镇之；治下焦滑脱不守，用赤石脂禹余粮汤固之。此胃虚气失升降，复用此法理之，则胸中转否为泰。其为归元固下之法，各极其妙如此。"（《医宗金鉴·订正仲景全书伤寒论注》）

【按语】

本方证原文中有"噫气不除"，考其意义有三：一则噫气不除，持续不断，频频发作；二则心下痞硬，不因噫气而减；三则或已服生姜泻心汤，而噫气与心下痞硬不除。因本证为中虚有饮，虽与生姜泻心汤证同，但土虚木乘，肝气上逆，故噫气不除乃是本证的特点。且噫气不除，重于干噫食臭，而无腹中雷鸣下利等，故既要补虚和胃化饮，又要降逆平肝，方能获效。方用旋覆花三两、代赭石一两、生姜五两，三药之剂量比例有一定的治疗意义，切不得任意改动。

本方用于治疗杂病的呃逆、呕吐，反胃等，凡符合本病情的也同样有效。有人在临床用治美尼尔氏综合征的呕吐，据说效果很好。

【方歌】

旋覆代赭痞在中，噫气不除饮气冲；

参草姜枣半夏予，赭轻姜重方奏功。

【医案选录】

魏生诊治一妇女，噫气频作而心下痞闷，脉来弦滑，按之无力。辨为脾虚肝逆，痰气上攻之证。

为疏：旋覆花 9 克，党参 9 克，半夏 9 克，生姜 8 克，代赭石 30 克，炙甘草 9 克，大枣 3 枚。令服三剂，然效果不显，乃请余会诊。

诊毕，视方辨证无误，乃将生姜剂量增至 15 克，代赭石则减至 6 克，嘱再服三剂，而病竟大减。

魏生不解其故。余曰：仲景此方的剂量原来如此。因饮与气搏于心下，非重用生姜不能开散。代赭能镇肝逆，使气下降，但用至30克则直驱下焦，反掣生姜、半夏之肘，而于中焦之痞则无功，故减其剂量则获效。可见经方之药量亦不可不讲究也。魏生称谢。（刘渡舟医案）

甘草汤类概述

甘草汤类共四方，即甘草汤、炙甘草汤、甘草附子汤、甘草干姜汤。甘草汤治少阴经中有热而咽喉疼痛，有清阴中伏火与止痛解毒的作用。炙甘草汤治伤寒心动悸、脉结代，这是伤寒内挟心虚，气血不足所致。甘草附子汤治骨节掣痛、屈伸不利、短气、小便不利等。甘草干姜汤则治误汗肢厥，阳气受伤之证。

甘草性平，生用则能清热解毒，炙用则能补中益气，故少阴病的甘草汤用生草而不用炙草。

一、甘草汤

【药物组成】

生甘草二两

【煎服法】

上一味，以水三升，煮取一升半，去滓，温服七合，日二服。

【适应证】

治少阴阴中伏火，循经上犯，而使咽喉疼痛不休。

【原文】

第 311 条。

【方义】

生甘草味甘偏凉，善能泻少阴阴中之伏热而治咽喉肿痛，确有消肿解毒的良好作用。

【选注】

柯韵伯："少阴之脉循喉咙、挟舌本，故有咽痛症。若因于他症而咽痛者，不必治其咽。如脉阴阳俱紧，反汗出而吐利者，此亡阳也。只回其阳，则吐利止而咽痛自除。如下利而胸满心烦者，是下焦虚而上焦热也。升水降火，上下和调而痛自止。若无他症而但咽痛者，又有寒热之别。见于二三日，是阴火上冲，可与甘草汤，甘凉泻火以缓其热；不瘥者，配以桔梗，兼辛以散之，所谓奇之不去而偶之也。"（《伤寒来苏集·伤寒附翼》卷下）

【按语】

《伤寒论》112方，其中有甘草者不下七十方，甘草之治，可云溥矣。本方用生甘草一味，入少阴经清热解毒，而又不损伤正气，可见药味的炮制不同，则功效迥异。遣方用药，所不可不知也。

生甘草之清热解毒的作用，后世医家极为重视。如《圣济总录》云："治热毒肿，或身生瘭浆，甘草汤方。"徐忠可曰："甘草一味单行，最能和阴而清冲任之热。每见生便痈者，骤煎四两顿服，立愈。则其能清少阴客热可知，所以为咽痛专方也。"（《伤寒论集注》卷四）可见甘草能清少阴客热之邪。

【方歌】

甘草名汤咽痛求，生用一两不多收；

莫道此是中焦药，清解少阴效最优。

【医案选录】

鄱阳徐纲，忽患右足赤肿，三日不能履地，医治无效。才服此药，须臾之间，即能移步，再服全愈。（摘《洪氏集验方》）

二、炙甘草汤

【药物组成】

甘草(炙)四两　生姜(切)三两　人参二两　生地黄一斤　桂枝(去皮)三两　阿胶二两　麦门冬(去心)半升　麻仁半斤　大枣(擘)三十枚

【煎服法】

上九味，以清酒七升，水八升，先煮八味，取三升，去滓，内胶烊消尽。温服一升，日三服。（一名复脉汤）

【适应证】

此方治疗心之气血双虚，出现脉结代、心动悸等。

【原文】

第177条。

【方义】

气血两虚，心脉失养，用炙甘草、人参、大枣补中益气，加强生化之源，且可通脉安神养心；生地黄、麦冬、麻仁、阿胶润燥滋液，补血生津；桂枝、生姜、清酒助阳气以行药力而通血脉。

【选注】

周禹载："本条不言外证，寒热已罢可知；不言内证，二便自调可知。

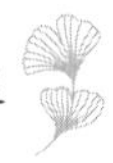

第以病久正气大亏，无阳以宣其气，更无阴以养其心，此脉结代、心动悸所由来也。方中人参、地黄、阿胶、麦冬、大枣、麻仁皆柔润之品以养阴，必得桂枝、生姜之辛以行阳气，而结代之脉乃复。尤重在炙甘草一味，主持胃气以资脉之本原。佐以清酒使其捷行于脉道也。其煮法用酒七升、水八升，只取三升者，以煎良久，方得炉底变化之功，步步是法。要之，师第言结代者用此方以复之，非谓脉脱者以此方救之也。学者切不可泥其方名，致误危证，推之孙真人制生脉散，亦因其命名太夸，庸医相沿，贻害岂浅鲜哉！”（引自《长沙方歌括》卷四）

【按语】

《名医别录》云甘草“通经脉，利血气”。由此观之，此方专以甘草为君，深得用药之旨。方虽气血双补，然偏重在于养阴。柯琴说：“大剂以峻补真阴，开来学滋阴之一路也。”此说颇获余心。本方久服，则出会现浮肿、腹泻等象，应该予以注意。

【方歌】整理者注：本方歌中少了人参。

炙甘草汤少阴虚，心悸脉结证无疑；

麦地麻胶桂姜枣，清酒与水煎法奇。

【医案选录】

一人年五十余，中气本弱。至元庚辰六月中病伤寒八九日。医者见其热甚，以凉剂下之，又食梨三四枚，伤脾胃，四肢冷，时昏愦。罗诊之，其脉动而中止，有时自还，乃结脉也。亦心动悸，吃噫不绝，色变青黄，精神减少，目不欲开，蜷卧，恶人语，以炙甘草汤治之。成无己云：补可去弱，人参、大枣之甘，以补不足之气；桂枝、生姜之辛，以益正气；五脏痿弱，荣卫涸流，湿剂所以润之，故用麻仁、阿胶、麦门冬、地黄之甘，润经益血，复脉通心是也。加桂枝、人参，急扶正气；生地黄减半，恐伤阳气。

锉一两剂服之，不效。罗再思脉病对，莫非药陈腐而不效乎？再于市铺选尝气味厚者，再煎服之，其病减半，再服而愈。（摘《名医类案》卷一《伤寒》）

三、甘草附子汤

【药物组成】

甘草（炙）二两　附子（炮、去皮、破）二枚　白术二两　桂枝（去皮）四两

【煎服法】

上四味，以水六升，煮取三升，去滓，温服一升，日三服。初服得微汗则解，能食汗止复烦者，将服五合。恐一升多者，宜服六七合为始。

【适应证】

骨节疼痛剧烈，掣痛，屈伸不利、拒按，汗出，恶风，短气，小便不利，或身微肿。

【原文】

第175条。

【方义】

附子扶阳温经散寒，白术健脾运湿，桂枝通阳祛风，炙甘草补中益气。

【选注】

章虚谷："此脾肾营卫皆虚，而阴邪痹结也。寒胜为痛痹，风胜为行痹，湿邪凝滞风寒而成也。烦疼掣痛者，风也；不得屈伸，近之痛剧者，寒也；汗出而邪不去，恶风不欲去衣，营卫虚极矣。短气、小便不利、身微肿者，脾肾两虚，三焦气化无权，升降不利也。表里皆虚，邪痹不出，故以术、附、甘草大补脾肾之阳，而佐桂枝通和经脉，不散其邪而风寒湿自去矣。"(《伤寒论本旨》卷六)

【按语】

对本方证的认识有两种意见：以《医宗金鉴》为代表的，则拘于条文中"风湿"二字，认为本方是祛风湿之邪的汗剂；以章虚谷为代表的，则认为本证是脾肾两虚，营卫虚极，表里皆虚，邪痹不出，而本方是大补脾肾之阳，不必散邪而寒湿自去。我们认为章氏的说法是比较正确的。本方共四味药，附子配白术，而有术附汤之义，用以扶阳气而驱寒湿，故能治身体痛、骨节痛；桂枝配甘草，即桂枝甘草汤之义，用以振奋心阳，而治短气与小便不利。所以，从小便不利、汗出恶风、短气等来看，本证实为风寒湿三邪伤于心脾肾三脏，正虚而邪恋。至于方后注"得微汗则解"，并非桂枝发汗的作用。尤在泾说得好："云得微汗则解者，非正发汗也，阳胜而阴自解耳。"其说当从。

【方歌】

甘草附子汤四味，桂枝白术药方备；

骨节掣痛不可近，恶风短气阳虚最。

【医案选录】

杨某，男，42岁，煤矿工人。患关节炎已三年，最近加剧，骨节烦疼，手不可近，并伴有心慌气短、胸中发憋，每到夜晚则尤重。切其脉缓弱无力，视其舌胖而嫩。辨为心肾阳虚，寒湿留于关节之证。为疏：

附子15克，白术15克，桂枝10克，炙甘草6克，茯苓皮10克，苡米10克。

服三剂而痛减其半，心慌等证亦佳。

转方用桂枝去芍药加附子汤，又服三剂，则病减其七。乃书丸药方而治其顽痹获愈。（刘渡舟医案）

四、甘草干姜汤

【药物组成】

甘草（炙）四两　干姜二两

【煎服法】

上二味，以水三升，煮取一升五合，去滓，分温再服。

【适应证】

汗伤脾阳，寒从中生，症见呕吐与手足厥冷。

【原文】

第29条、30条。

【方义】

干姜辛热，温中祛寒；炙草甘温，补中扶虚。然甘草剂量大于干姜一倍，意在温中回阳而又不伤下焦之阴，方无碍于两脚拘挛之证。

【选注】

成无己："《内经》曰：辛甘发散为阳。甘草、干姜相合，以复阳气。"（《注解伤寒论》卷二）

【按语】

古人对阴阳两虚之证，在治法上往往扶阳在先，滋阴在后，故本证先用甘草干姜汤以复其阳，阳生则阴长，阳固而阴始存。然本证的脚挛急、咽干等阴伤之象，在回阳时亦不能不加考虑。为此，本方甘草倍于干姜，取甘大于辛，而后才能扶阳而不耗阴。后世医家治脾阳虚衰，不能统血而大便下血之证，用本方温脾以摄血，并把干姜改为炮姜，而取得了疗效。如《直指方》用本方治"男女诸虚出血"；《朱氏集验方》称本方为"二神汤”,治吐血绝妙。这都是指其温脾摄血而言的。若阳热亢盛,迫血妄行之出血,则实非本方所宜。

本方又治虚寒肺痿,由于肺冷气沮,津液不化,上不制下,而致口中吐涎、头眩遗尿、溲数等症,甚效。

【方歌】

甘草干姜两药齐,温肺运脾暖四肢;
《金匮》用以治肺痿,咳唾多涎尿也遗。

【医案选录】

王某,男,年50岁,贫农,1965年4月12日初诊。患者昨日下午开始眩晕,曾请医诊治,服清眩丸未愈。今诊脉迟(47次/分),舌淡,欲吐,口不渴,无热(体温36.4℃),不怕冷。诊为寒证,治以温散。

投予甘草、干姜各三钱,煎汤温服一剂。

次日复诊:眩晕止,欲吐停,脉67次/分,出工筑墙。嘱再服原方一剂,后未复发。[朱颜.甘草干姜汤治疗寒证34例报告[J].中医杂志,1965(11):6-7.]

苓桂术甘汤类概述

苓桂术甘汤类包括了苓桂术甘汤、苓桂枣甘汤、苓桂姜甘汤和五苓散四个方剂。此四方皆有通阳化饮、下气利水的作用。苓桂术甘汤治心脾两虚，水气上冲的“心下逆满，气上冲胸，起则头眩”等。苓桂枣甘汤则治心虚于上，水动于下的“脐下悸，欲作奔豚”等。苓桂姜甘汤（即茯苓甘草汤）则治水蓄于胃的心下悸等。五苓散则治水蓄膀胱的小便不利和消渴、水逆等。

除以上四方证外，还论述了少阴阴虚有热的猪苓汤证，以及水在皮下、发热不解的文蛤散证。这两个方子虽与苓桂剂类有别，但对行水散结、敷布津液则有异曲同工之美。

一、茯苓桂枝白术甘草汤

【药物组成】

茯苓四两　桂枝（去皮）三两　白术　甘草（炙）各二两

【煎服法】

上四味，以水六升，煮取三升，去滓，分温三服。

【适应证】

水气上冲，心下逆满，气上冲胸，起则头眩，脉沉紧等。

【原文】

第 67 条。

【方义】

本方为温中降逆，化饮利水之剂。茯苓淡渗利水以行饮；白术健脾以制水逆；桂枝通阳消阴，理气降冲，合茯苓则能伐水下行，合甘草则助心阳以治悸。

【选注】

尤在泾：“此伤寒邪解而饮发之证。饮停于中则满，逆于上则气冲而头眩，入于经则身振振而动摇。《金匮》云：膈间支饮，其人喘满，心下痞坚，其脉沉紧。又云：心下有痰饮，胸胁支满，目眩。又云：其人振振身瞤剧，必有伏饮是也。发汗则动经者，无邪可发，而反动其经气。故与茯苓、白

术以蠲饮气，桂枝、甘草以生阳气。所谓病痰饮者，当以温药和之也。”（《伤寒贯珠集》卷一）

吴谦等：“身为振振摇者，即战振身摇也。身振振欲擗地者，即战振欲堕于地也。二者皆为阳虚失其所恃，一用此汤，一用真武者，盖真武救青龙之误汗，其邪已入少阴，故主以附子，佐以生姜、苓、术，是壮里阳以制水也。此汤救麻黄之误汗，其邪尚在太阳，故主以桂枝，佐以甘草、苓、术，是扶表阳以涤饮也。至于真武汤用芍药者，里寒阴盛，阳衰无依，于大温大散之中，若不佐以酸敛之品，恐阴极格阳，必速其飞越也。此汤不用芍药者，里寒饮盛，若佐以酸敛之品，恐饮得酸，反凝滞不散也。”（《医宗金鉴·订正仲景全书伤寒论注》）

【按语】

心脾阳气虚衰，水气乘而上逆，则见心下逆满、气上冲胸、起则头眩、脉沉紧等。本方温中降逆，化饮利水，使饮邪得除，则诸证自解。然本方辨证关键在于“气冲”一证，亦不可不知。

本方用于临床时可以随证加减。如痰多脉滑的，可与二陈汤配合使用；如头眩较重的，可加泽泻；若头面有烘热之象的，可加白薇；若血压偏高的，可加红花、茜草、益母草、牛膝；若脉见结代，则减去白术而加五味子；若湿痰作咳，则减去白术而加苡米；若见惊悸不安的，可加龙骨、牡蛎。

【方歌】

苓桂术甘温药方，气上冲胸水为殃；
头眩心悸阴邪重，咳嗽短气功效彰。

【医案选录】

吴某，男性，36 岁，寿宁县敖阳区农民，1961 年 11 月 15 日就诊，门诊号 6963。

主诉：本年夏间，上山砍柴，劳动归来，汗流口渴，傍晚饮冷水两碗，翌晨中脘突觉不舒。历旬余，渐感呼吸频促，继则短气似喘，胸胁支满，目眩，食欲减退，精神萎靡，小便欠畅，如此缠绵数月。经当地医生以肾气丸等药治疗，症反加剧，遂前来求治。诊脉沉弦而滑，舌苔垢。认为水饮内停为患。治拟健脾燥湿，利水蠲饮，用《金匮》苓桂术甘汤加姜枣主之。

处方：茯苓五钱，桂枝二钱，白术五钱，甘草一钱五分，生姜三片，大枣三枚。水煎服，连续两剂。

11 月 17 日二诊：服药后，气急稍平，小便略畅，仍照前法加重剂量与

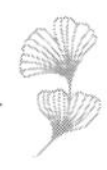

之。处方：茯苓一两二钱，桂枝三钱，白术一两，甘草三钱，生姜三片(连皮)，大枣七枚。

11 月 19 日三诊：上药服后，舌苔已净，脉象转缓，小便通利，胸闷、目眩、短气等症消失，食量亦增。以素体虚弱，照原方加党参五钱、炙黄芪五钱，嘱连服五剂以善其后。[杨济苍 . 苓桂术甘汤治痰饮的临证纪验 [J]. 福建中医药，1964(5)：36.]

二、茯苓桂枝甘草大枣汤

【药物组成】

茯苓半斤　桂枝(去皮)四两　甘草(炙)二两　大枣(擘)十五枚

【煎服法】

上四味，以甘澜水一斗，先煮茯苓减二升，内诸药，煮取三升，去滓，温服一升，日三服。

作甘澜水法：取水二斗，置大盆内，以杓扬之，水上有珠子五六千颗相逐，取用之。

【适应证】

心阳不足于上，下焦水寒之邪将欲发作成为奔豚。其证脐下悸动不安，抑或奔豚已发，而气冲心胸亦可服用。

【原文】

第 65 条。

【方义】

本方为心阳不足，寒水之邪欲作奔豚而设。重用茯苓伐水邪之上逆；桂枝通阳下气，以制阴邪之逆；甘草、大枣健脾培土，以防水泛。且桂甘相合，又能上补心阳；苓枣相合，则利水而不伤津。

【选注】

柯韵伯："发汗后，心下悸欲得按者，心气虚而不自安，故用桂枝甘草汤以补心。若脐下悸欲作奔豚者，是肾水乘心而上克，故制此方以泻肾。豚为水畜，奔则昂首疾驰，酷肖水势上攻之象，此症因以为名。脐下悸时，水气尚在下焦，欲作奔豚之兆而未发也，当先其时而急治之。君茯苓之淡渗，以伐肾邪；佐桂枝之甘温，以保心气；甘草、大枣培土以制水。亢则害者，承乃制矣。澜水状似奔豚，而性则柔弱，故又名劳水。用以先煮茯苓，水郁折之之法。继以诸甘药投之，是制以所畏，令一惟下趋耳。"(《伤寒

来苏集·伤寒附翼》卷上）

【按语】

人的生理是心火下暖肾水，肾水上济心火。若心火不足，不能坐镇于上，肾水不暖，则下焦水寒之气横行无忌，而反上凌于心。本病重点在于心火之不足，故重用桂枝温补心阳而行气化，又重用茯苓以泻水邪，以成标本兼顾之方；白术、甘草则崇土以防水上而已。

【方歌】

苓桂枣甘伏水邪，脐下悸动用则确；

或者上冲发奔豚，甘澜水煮效方捷。

【医案选录】

张某，男，54岁。主诉：脐下跳动不安，小便为难，有气从小腹上冲，至胸则心慌气闷、呼吸不利而精神恐怖。每日发作四五次，上午轻而下午重。切其脉沉弦略滑，舌质淡，苔白而水滑。

辨证：此证气从少腹上冲于胸，名曰“奔豚”。乃系心阳上虚，坐镇无权，而下焦水邪得以上犯。仲景治此证有二方，若气冲而小便利者，用桂枝加桂汤；气冲而小便不利者，则用茯苓桂枝甘草大枣汤。今脐下悸而又小便困难，乃水停下焦之苓桂枣甘汤证。

疏方：茯苓30克，桂枝10克，上肉桂6克，炙甘草6克，大枣15枚。用甘澜水煮药。

仅服三剂，则小便畅通而病愈。（刘渡舟医案）

三、茯苓甘草汤（苓桂姜甘汤）

【药物组成】

茯苓二两　桂枝（去皮）二两　甘草（炙）一两　生姜（切）三两

【煎服法】

上四味，以水四升，煮取二升，去滓，分温三服。

【适应证】

胃中停水，心下作悸，或见肢厥，或见下利。

【原文】

第73条、356条。

【方义】

水停中焦，饮气相搏，若阻遏胃阳不达四肢，则四肢厥冷而心下悸。

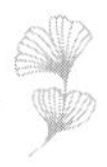

本方重用生姜温胃散饮，茯苓淡渗行饮，桂枝通阳化气，甘草扶中补虚，合为温胃化饮、通阳散水之剂。

【选注】

徐大椿："此方之义，从未有能诠释者。盖汗出之后而渴不止，与五苓人所易知也，乃汗出之后并无渴症，又未指明别有何症，忽无端而与茯苓甘草汤，此意何居？要知此处汗出二字，乃发汗后，汗出不止也。汗出不止则亡阳在即，当与以真武汤；其稍轻者，当与以茯苓桂枝白术甘草汤；更轻者，则与以此汤。何以知之？以三方同用茯苓知之。盖汗大泄必引肾水上泛，非茯苓不能镇之，故真武则佐以附子回阳，此二方则以桂枝、甘草敛汗，而茯苓则皆以为主药，此方之义不了然乎！"（《伤寒论类方·五苓散类九》）

【按语】

本方为苓桂术甘汤去白术加生姜而成。前者重在补，后者重在散。因水邪内停于胃，并非下焦阳气式微之可比，所以在苓桂的基础上，又加生姜之辛健胃散水。俾水饮得去，阳气得通，则诸证自愈。

本方生姜的剂量一定要大，使之既可温胃散寒降逆，又可通气化饮。

【方歌】

茯苓甘草与桂姜，胃中停水悸为殃；

气趋小腹或成泻，健胃泄水厥亦良。

【医案选录】

阎某，男，26岁。心下跳动不安，三五日必发生一次腹泻，泻则悸轻。然不数日，证又复初。脉弦，而小便尚可，舌苔白滑。

辨为胃中停饮，饮与气搏之证。若胃中之饮下趋肠间，则大便作泻而胃饮则减，证候随之而轻。然巢穴犹在，去而旋生，则又悸动不安。

为疏：茯苓24克，生姜24克，桂枝10克，炙甘草6克。

服药十余剂，逐渐而安。（刘渡舟医案）

四、五苓散

【药物组成】

猪苓（去皮）十八铢　泽泻一两六铢　白术十八铢　茯苓十八株　桂枝（去皮）半两

【煎服法】

上五味，捣为散，以白饮和服方寸匕，日三服。多饮暖水，汗出愈。如法将息。

【适应证】

太阳蓄水证，小便不利，少腹胀满，烦渴而饮水不解，甚至水入则吐，或兼微热、汗出、恶风，或心下痞而小便不利，苔白，脉浮或弦。

【原文】

第71条、72条、73条、74条、141条、156条、244条、386条。

【方义】

本方桂枝通阳化气，兼解肌表之邪；白术补脾燥湿；茯苓利水行津；猪苓、泽泻助茯苓利小便以行津液。此方发汗以利小便，使外窍通而下窍利，故为表里双解之方。

【选注】

张锡驹："散者，取四散之意也。茯苓、泽泻、猪苓淡味而渗泄者也，白术助脾气以转输，桂枝从肌达表，外窍通而内窍利矣，故曰多饮暖水，汗出愈也。"（《伤寒论直解》卷二）

【按语】

蓄水证反见烦渴，何耶？此乃气不化津，水蓄膀胱，故以小便不利为辨。本方重在通阳化气以行水液，无论有无表证，凡气化失常，而水蓄膀胱者，即可使用。若无表证，桂枝亦可改为肉桂。本方治霍乱吐泻，头痛发热，身疼痛，热多而欲饮水者，用之有效。

本方亦有利湿之效。后世医家治湿病多以五苓散加减，如茵陈五苓散治湿多热少的黄疸之病。若与平胃散合方，名胃苓汤，治湿盛的大便濡泻。若加苍术、附子，名苍附五苓散，治阳虚而寒湿内盛的腰膝冷痛，腿酸踝肿等。若加人参，名春泽煎，治老人正气虚衰，少气懒言，心悸息短，晨起而目胞肿。若加姜枣，又治风湿疫气等。

【方歌】

五苓苓桂泽猪术，水停膀胱津不输；

口渴心烦尿不利，饮入则吐脉来浮。

【医案选录】

某生之父，素有饮茶之癖，日久化为湿痰，咳呕痰多，频吐不尽。自拟二陈汤，虽有好转，终不根治。我语生曰：治当通阳利小便，方能除其痰根。

疏五苓散加化痰之品，随手而愈。（刘渡舟医案）

五、猪苓汤

【药物组成】

猪苓（去皮） 茯苓 泽泻 阿胶 滑石（碎）各一两

【煎服法】

上五味，以水四升，先煮四味，取二升，去滓，内阿胶烊消，温服七合，日三服。

【适应证】

治心烦不得眠，口渴欲饮水，小便不利，发热，或咳、或呕、或下利，舌质红、苔水滑，脉弦细而数。

【原文】

第223条、224条、319条。

【方义】

猪苓淡渗利水，又能入肾以清热；茯苓健脾渗湿，又能入心以宁神；滑石清热以利六腑之邪；泽泻利水而滋阴精之虚。此方在清热利水中，妙在加阿胶血肉有情之品，取其味厚以滋补少阴。由此可见，此方为少阴阴虚有热而水邪不解者设。

【选注】

吴谦等："【集解】赵羽皇曰：仲景制猪苓一汤，以行阳明、少阴二经水热。然其旨全在益阴，不专利水。盖伤寒表虚，最忌亡阳，而里虚又患亡阴。亡阴者，亡肾中之阴与胃家之津液也。故阴虚之人，不但大便不可轻动，即小水亦忌下通。倘阴虚过于渗利，则津液反致耗竭。方中阿胶质膏，养阴而滋燥；滑石性滑，去热而利水；佐以二苓之渗泻，既疏浊热而不留其壅瘀，亦润真阴而不苦其枯燥，是利水而不伤阴之善剂也。"（《医宗金鉴·订正仲景全书伤寒论注》卷四）

【按语】

本方所治小便不利，系阴分不足，水热相因所致。而真武汤的小便不利，是肾阳虚而水邪泛滥为患，两方对照发挥，而有阴虚阳虚之别，寒热之辨，临床鉴别不难。

本证的小便不利，还包括尿道涩痛以及小便带血等。如《伤寒论今释》引《类聚方广义》云："猪苓汤治淋病点滴不通，阴头肿痛，少腹膨胀作痛者。若茎中痛，出脓血者，兼用滑石矾石散。”

【方歌】

猪苓汤治少阴虚，热与水蓄烦呕居；

小便不利口又渴，泽胶猪茯及滑石。

【医案选录】

崔某，女，35 岁。因产后患腹泻，误以为虚，屡进温补，并无实效。切其脉沉而略滑，视其舌色红绛，而苔薄黄。

初诊以其下利而又口渴，作厥阴下利治之，投白头翁汤不甚效。一日又来诊治，自述睡眠不佳，咳嗽而下肢浮肿，小便不利，大便每日三四次，口渴欲饮水。倾听之后，思之良久，乃恍然而悟，此乃猪苓汤证。《伤寒论》第 319 条说：“少阴病，下利六七日，咳而呕渴，心烦不得眠者，猪苓汤主之。”今呕、咳、下利主证已见，治当无疑。

遂处方：猪苓 10 克，茯苓 10 克，泽泻 10 克，滑石 10 克，阿胶 10 克。

此方服五剂，而小便利，腹泻止，诸证悉蠲。（刘渡舟医案）

六、文蛤散

【药物组成】

文蛤五两

【煎服法】

上一味为散，以沸汤和一方寸匕服，汤用五合。

【适应证】

太阳病表不解，阳郁发热，不用汗法，反用冷水噀灌劫热，则身被寒劫，而弥更益烦，肉上粟起，口渴而不欲饮。

【原文】

第 141 条。

【方义】

以冷水劫热，使表阳郁而不宣，水邪反郁于皮下，故身热不解，而肉上粟起。文蛤能清热利水，以行体表之水，可使水热并解。

【选注】

尤在泾：“病在阳者，邪在表也，当以药取汗。而反以冷水噀之，或灌濯之，其热得寒被劫而又不得竟去，于是热伏水内，而弥更益烦。水居热外，而肉上粟起。而其所以为热，亦非甚深而极盛也，故意欲饮水而口反

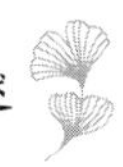

不渴。文蛤咸寒而性燥，能去表间水热互结之气。若服之而不差者，其热渐深，而内传入本也。五苓散辛散而淡渗，能去膀胱与水相得之热。”（《伤寒贯珠集》卷二）

【按语】

柯韵伯认为文蛤散应改为《金匮》的文蛤汤，此说有失仲景之义。若如柯氏所言，则“若不差者，与五苓散”之文字，便无着落。文蛤，即海蛤。《医宗金鉴》称文蛤为五倍子，非是。甄权说：“（海蛤）治水气浮肿，下小便。”本方所用，正取此义。

【方歌】

水潠原逾汗法门，肉上粟起更增烦；

意中思水还无渴，文蛤磨调药不繁。

黄芩黄连汤类概述

黄芩黄连汤类包括黄芩汤、黄芩加半夏生姜汤、黄连汤、黄连阿胶汤四方。

芩连皆为苦寒清热之品,然黄芩剂又有清热利胆与清热降逆之分,黄连剂又有清上温下与泻火滋水的不同。例如:黄芩汤治太少合病的下利证;黄芩加半夏生姜汤则治太少合病,胃气上逆的呕吐证。黄连汤治胸中有热,胃中有邪气的呕吐下利证;黄连阿胶汤则治少阴阴虚于下,火炎于上的心烦不得卧寐之证。

一、黄芩汤

【药物组成】

黄芩三两　芍药二两　甘草(炙)二两　大枣(擘)十二枚

【煎服法】

上四味,以水一斗,煮取三升,去滓,温服一升,日再夜一服。

【适应证】

太阳与少阳合病,发热口苦,下利急迫,腹痛,肛门灼热,舌苔黄,脉弦数。

【原文】

第172条、333条。

【方义】

黄芩清泄少阳邪热,兼清大肠之热,故为君;芍药调血和肝而敛阴,故为臣;甘草缓急止痛,大枣和中养液,故为佐使。

【选注】

柯韵伯:“太阳少阳合病,是热邪陷入少阳之里,胆火肆逆,移热于脾,故自下利。此阳盛阴虚,与黄芩汤苦甘相淆以存阴也。凡太少合病,邪在半表者,法当从柴胡桂枝加减。此则热淫于内,不须更顾表邪,故用黄芩以泄大肠之热,配芍药以补太阴之虚,用甘枣以调中州之气。”(《伤寒来苏集·伤寒附翼》卷下)

【按语】

合病下利，所见有三，即太阳阳明合病下利、阳明少阳合病下利、太阳少阳合病下利。三者虽皆见下利之证，但病机治法却截然有别。太阳阳明合病，自下利为在表，当与葛根汤发汗；阳明少阳合病，自下利为在里，可与承气汤泻下。此太阳少阳合病，自下利为在半表半里，非汗下所宜，故与黄芩汤，以清解半表半里之邪。

【方歌】

黄芩汤治太少利，腹痛急迫脉弦细；
黄芩白芍甘草枣，清热和阴平肝逆。

【医案选录】

王某，男，28 岁。初夏迎风取爽，而头痛身热，医用发汗解表药，热退身凉，头痛不发，以为病已愈。又三日，口中甚苦，且有呕意，而大便下利黏秽、日四五次，腹中作痛，且有下坠感。切其脉弦数而滑，舌苔黄白相杂。

辨为少阳胆热下注于肠而胃气不和之证。

药用：黄芩 10 克，白芍 10 克，半夏 10 克，生姜 10 克，大枣 7 枚，甘草 6 克。

服三剂而病痊愈。（刘渡舟医案）

二、黄芩加半夏生姜汤

【药物组成】

黄芩三两　芍药二两　甘草（炙）二两　大枣（擘）十二枚　半夏（洗）半升　生姜（切）一两半（一方三两）

【煎服法】

上六味，以水一斗，煮取三升，去滓，温服一升，日再夜一服。

【适应证】

黄芩汤证又兼呕吐。

【原文】

第 172 条。

【方义】

黄芩汤清热止利如上所述，加半夏、生姜和胃降逆止呕。

【选注】

尤在泾：“太阳少阳合病者，其邪近里，治之使从里和为易，故彼用葛根，而此与黄芩也。夫热气内淫，黄芩之苦可以清之。肠胃得热而不固，芍药之酸、甘草之甘可以固之。若呕者，热上逆也，故加半夏、生姜以散逆气。而黄芩之清里，亦法所不易矣。”（《伤寒贯珠集》卷一）

【按语】

后世对本方的应用范围有所推广，如王孟英治体虚伏热之霍乱，张路玉用治伏气发湿、内挟痰饮、痞满咳逆，薛立斋用治胆腑发咳、呕水如胆汁等。录之以供参考。

【方歌】

黄芩原方加夏姜，呕吐下利胃肠伤；

太少合病邪热淫，苦降辛开治少阳。

三、黄连汤

【药物组成】

黄连三两　甘草（炙）三两　干姜三两　桂枝（去皮）三两　人参二两　半夏（洗）半升　大枣（擘）十二枚

【煎服法】

上七味，以水一斗，煮取六升，去滓，温服，昼三夜二。

【适应证】

治胸中有热，胃中有寒，时欲呕吐，腹中疼痛，大便下利等。

【原文】

第173条。

【方义】

黄连苦寒，以清心胸之热，并能厚肠胃以止利，故为方中主药。干姜辛热，以温中寒。二药相伍，辛开苦降，治寒清热，各行其是。半夏降逆止呕；桂枝通阳降冲；人参、大枣补中益气；甘草和胃，且有协调诸药之功。

【选注】

吴谦等：“君黄连以清胃中之热；臣干姜以温胃中之寒；半夏降逆，佐黄连呕吐可止；人参补中，佐干姜腹痛可除；桂枝所以安外，大枣所以培中也。然此汤寒温不一，甘苦并投，故必加甘草协和诸药。此为阴阳相格，寒热并施之治法也。”（《医宗金鉴·订正仲景全书伤寒论注》卷五）

尤在泾：“此上中下三焦俱病，而其端实在胃中。邪气，即寒淫之气。胃中者，冲气所居，以为上下升降之用者也。胃受邪而失其和，则升降之

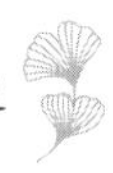

机息，而上下之道塞矣。成氏所谓阴不得升而独治其下，为下寒腹中痛；阳不得降而独治于上，为胸中热欲呕吐者是也。故以黄连之苦寒以治上热，桂枝之甘温以去下寒。上下既平，升降乃复。然而中焦不治，则有升之而不得升，降之而不得降者矣。故必以人参、半夏、干姜、甘草、大枣，以助胃气而除邪气也。”（《伤寒贯珠集》卷二）

【按语】

本方系半夏泻心汤减黄芩加桂枝而成。两方之药仅一味之差，而主治则各有不同。半夏泻心汤证是寒热痞结于中，有心下痞满，呕吐下利，故姜夏与芩连并用，以解寒热互结之证。黄连汤证是上热呕吐，下寒腹痛而利，然中无痞证，故重用黄连清热于上，桂枝、干姜通阳散寒于下，从而使上下阴阳寒热各得其所则愈。

【方歌】

黄连汤内参连草，姜桂半夏和大枣；

胃中有寒心胸热，呕吐腹痛此方宝。

【医案选录】

陈襄人，男，25岁。久泻得愈后，又复呕吐，医者以为虚也，进以参、术、砂、半，又以为热也，复进以竹茹、麦冬、芦根，诸药杂投，终属无效。其证为：身微热，呕吐清水，水入则不纳，时有冲气上逆，胸略痞闷，口不知味，舌尖红燥，苔腻，不渴，脉阴沉迟而阳则浮数，此吾诊得之概状也。窃思其病泻久脾虚，水停胃中不化，随气上冲而作呕，而水入不纳，由于胸中郁热所抗拒，乃上热中虚之证，治之以《伤寒论》黄连汤。此用姜、桂、参、草温补脾胃而降冲逆，黄连清胸热，伴半夏以止呕吐，为一寒热错综之良方。

服药呕吐渐止；再剂，证全除，能进稀糜。后用五味异功散加生姜，温胃益气而安。（摘赵守真《治验回忆录·呕吐》）

四、黄连阿胶汤

【药物组成】

黄连四两　黄芩二两　芍药二两　鸡子黄二枚　阿胶三两（一云三挺）

【煎服法】

上五味，以水六升，先煮三物，取二升，去滓，内胶烊尽，小冷，内鸡子黄，搅令相得，温服七合，日三服。

【适应证】

心烦不得寐，舌尖红赤，苔薄黄，或舌红少苔，脉细数。

【原文】

第303条。

【方义】

黄连、黄芩清心火以下降；阿胶、鸡子黄为血肉有情之品，补血滋肾以上潮；芍药之酸，敛阴气而平肝。合为育阴泻火，交通阴阳之剂。

【选注】

成无己："阳有余，以苦除之，黄连、黄芩之苦以除热；阴不足，以甘补之，鸡黄、阿胶之甘以补血；酸，收也，泄也，芍药之酸，收阴气而泄邪热。"（《注解伤寒论》卷六）

【按语】

本方所主系少阴热化证。多由心肾阴液先虚，病从热化，肾水不能上交心火所致。因其病机为阴虚有热，故既不宜单纯滋阴，更不可一味清热，应滋阴清热兼用，方为妥切。

本方滋肾阴补心血，清心火除烦热，治疗阴虚有热、心肾不交之心烦不得眠，以及久利而兼见阴虚内热，常能收到满意的效果。

本方所设滋阴清热之法，对后世温病学的治疗产生了很大影响。

【方歌】

黄连阿胶治少阴，烦躁不寐脉数频；

舌尖如梅是的候，芩连芍胶黄搅匀。

【医案选录】

李某，男，43岁，北京人，某厂干部。

主诉：于1978年10月，无明显诱因而自觉双下肢发凉。厂医诊为肾阳虚证，用了金匮肾气丸、虎骨酒、青娥丸等大量温补之药，而病情未能控制，仍逐渐发展。冷感向上至腰部，向下则冷至足心，如赤脚立冰上，寒冷彻骨。同时伴有下肢麻木、痒如虫行，小便余沥与阳痿等证。曾先后在北京医院、首都医院、友谊医院检查，均未见异常，而建议中医治疗。虽服补肾壮阳、益气和血等中药二百余剂，未能见效。于1980年1月11日转请刘渡舟教授诊治。

患者素体健康，面部丰腴，两目有神，舌质色绛、少苔，脉弦而略数。问其饮食如故，大便不爽，小便短少而发黄。

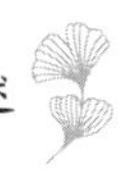

初投四逆散，按阳厥之证治之，药进三剂，厥冷依然。乃又反复追询其病情，患者才说出睡眠不佳，且多乱梦，而心时烦，容易汗出。视其舌尖红如杨梅，脉来又数，反映了阴虚于下而心火独旺于上之证。其证与黄连阿胶汤颇为合拍。《伤寒论》第 303 条云："少阴病，得之二三日以上，心中烦，不得卧，黄连阿胶汤主之。"说明了水火阴阳不相交通的治则。此证因心火上炎，无水以承，是以心烦少寐，多梦汗出；火盛于上，阳气不能下达，使下肢不得阳气之温，上下阴阳不相顺接，是以为厥。四逆散疏气通阳而不能泻上盛之火，是以服药无效，乃疏下方治疗。

黄连 9 克，黄芩 3 克，白芍 6 克，阿胶 9 克（烊化），鸡子黄 2 枚（自加）。

上五味，以水三碗，先煮三物，取一碗，去滓，纳胶烊尽，小冷，纳鸡子黄，搅令相得，分两次服下。

服药三剂后，患者即觉下肢寒冷麻木之感逐渐消退，心烦、汗出、失眠多梦等证均有明显好转，小便余沥和阳痿亦有所改善。察其舌，仍红赤而少苔，脉弦而微数，继宗原法治之。

处方：黄连 9 克，阿胶 10 克(烊化)，黄芩 3 克，白芍 9 克，鸡子黄 2 枚(自加)，丹皮 6 克。六剂，煎服法同前。

1 月 30 日，适值降雪，寒风凛冽，但患者并无异常寒冷之痛苦，腰以下厥冷证基本告愈。一个月后，据患者言，未再复发。[刘渡舟，尉敏廷．下肢厥冷治验 [J]. 中医杂志，1980（12）：19.]

白虎汤类概述

白虎汤类包括白虎汤、白虎加人参汤、竹叶石膏汤三方。白虎汤治热在阳明气分。气分有热，则必伤津，故症见口渴引饮，大热汗出，脉洪大等。因其人大便不秘，故不叫腑实证，又不见头痛恶寒，所以也不称经表证，而叫阳明病热证为宜。

白虎汤若加人参，则叫白虎加人参汤，治疗阳明热盛而气阴两伤之证。例如：大烦渴而欲饮水数升，口燥渴而背微恶寒，或大汗烦渴而时时恶风等证。至于竹叶石膏汤，乃是白虎汤的变方，治疗热病后期，形体羸瘦，虚烦少气，气逆欲吐，而不能饮食等证。

一、白虎汤

【药物组成】

知母六两　石膏（碎）一斤　甘草（炙）二两　粳米六合

【煎服法】

上四味，以水一斗，煮米熟汤成，去滓，温服一升，日三服。

【适应证】

此方治疗热邪充斥表里，一身大热，汗出而口渴欲饮，心烦，甚或谵语，神昏遗尿，或腹满身重，或身发热而四肢厥冷，舌质红绛，舌燥苔黄，脉洪大充盈，或滑数任按。

【原文】

第 176 条、219 条、170 条、350 条。

【方义】

石膏辛甘大寒，能清阳明气分之热，量大力专，故为主药；知母苦寒而润，滋肺肾之阴而生津液，又能助石膏而清火热之邪；炙甘草补中益气；粳米养胃以滋化源，且制知母、石膏之悍而保胃气于中。

【选注】

柯韵伯："是甘寒之品，乃土中泻火而生津液之上剂也。石膏大寒，寒能胜热，味甘归脾，性沉而主降，已备秋金之体；色白通肺，质重而含津，已具生水之用。知母气寒主降，味辛能润，泄肺火而润肾燥，滋肺金生水之源。甘草土中泻火，缓寒药之寒，用为舟楫，沉降之性，始得留连于胃。粳米稼穑作甘，培形气而生津血，用以奠安中宫，阴寒之品，无伤脾损胃之虑矣。饮入于胃，输脾归肺，水津四布，烦渴可除也。”（《伤寒来苏集·伤寒附翼》卷下）

【按语】

白虎汤善清气分之热而效如桴鼓，无论伤寒还是温病，凡邪热不解，而大烦渴、脉洪大者，皆可任用。

石膏为白虎汤的主药，其量应因证因时而增损。余师愚在《疫疹一得》中用石膏达二斤之多。清代的江笔花、近代的张锡纯都以重用石膏而著称。但石膏如果用之不当，也会带来不良的后果。如“伤寒脉浮，发热无汗，其表不解”，就不可以用白虎汤治疗。由此看来，白虎汤用于烦渴一证，应予注意。

【方歌】

白虎烦渴用石膏，大热汗出脉滔滔；

知粳甘草四药足，清气生津润枯焦。

【医案选录】

江阴缪姓女，予族侄子良妇也。自江阴来上海，居小西门寓所。偶受风寒，恶风自汗，脉浮，两太阳穴痛，投以轻剂桂枝汤，计桂枝二钱、芍药三钱、甘草一钱、生姜二片、大枣三枚。汗出，头痛差，寒热亦止。不料一日后，忽又发热，脉转大，身烦乱，因与白虎汤。

生石膏八钱，知母五钱，生草三钱，粳米一撮。

服后，病如故。次日，又服白虎汤。孰知身热更高，烦躁更甚，大渴引饮，汗出如浆。又增重药量为：石膏二两，知母一两，生草五钱，粳米二杯，并加鲜生地二两、天花粉一两、大小蓟各五钱、丹皮五钱。令以大锅煎汁，口渴即饮。共饮三大碗，神志略清，头不痛，壮热退，并能自起大小便。尽剂后，烦躁亦安，口渴大减。翌日停服，至第三日，热又发，且加剧，周身骨节疼痛，思饮冰凉之品，夜中令其子取自来水饮之，尽一桶。因思此证乍发乍止，发则加剧，热又不退，证大可疑。适余子湘人在，曰：论证情，确系白虎，其势盛，则用药亦宜加重。第就白虎汤原方，加石膏至八两，余仍其旧，仍以大锅煎汁冷饮。

服后，大汗如注，湿透衣襟，诸恙悉除，不复发。惟大便不行，用麻仁丸二钱，芒硝汤送下，一剂而瘥。（《经方实验录·白虎汤证其二》）

二、白虎加人参汤

【药物组成】

知母六两　石膏(碎、绵裹)一斤　甘草(炙)二两　粳米六合　人参三两

【煎服法】

上五味,以水一斗,煮米熟汤成,去滓,温服一升,日三服。

【适应证】

凡白虎汤证而又有大渴,饮水不解,或时时恶风,或舌燥而背微恶寒,脉大而按之中空无力。

【原文】

第26条、168条、169条、170条、222条。

【方义】

白虎汤清阳明气分之热,加人参益气生津。此方为阳明气阴两伤而热盛不解者设。

【选注】

曹颖甫:"方用石膏、知母以除烦,生甘草、粳米加人参以止渴,而烦渴解矣,此白虎汤加人参之旨也。"

【按语】

本方为白虎汤加人参而成。《本经》云人参"补五脏,安精神,定魂魄,止惊悸"。而五脏属阴,反映了人参有补脏阴的作用。人参又能益脾肺之气,气足则津生,故加人参止渴生津,又能益气保元。

本方有"背微恶寒"一证,应与少阴病的"背恶寒"加以鉴别。一是"口中燥",一是"口中和"。口中燥者,属白虎加人参汤证。

【方歌】

白虎加参气阴伤,烦渴脉大饮水浆;

汗出过多脉成芤,背微恶寒舌焦黄。

【医案选录】

从军王武经病,始呕吐,俄为医者下之,已八九日,而内外发热。予诊之曰:当行白虎加人参汤。或云:既吐复下,是里虚矣,白虎可行乎?

予曰:仲景云见太阳篇二十八证,若下后,七八日不解,热结在里,表里俱热者,白虎加人参汤,证相当也。盖吐者,为其热在胃脘,而脉致令虚

大，三投而愈。（摘《伤寒九十论·白虎加人参汤证第三十六》）

三、竹叶石膏汤

【药物组成】

竹叶两把　石膏一斤　半夏（洗）半升　麦门冬（去心）一升　人参二两　甘草（炙）二两　粳米半升

【煎服法】

上七味，以水一斗，煮取六升，去滓，内粳米，煮米熟汤成，去米，温服一升，日三服。

【适应证】

热病后期，往往出现气阴两伤，形体消瘦，身热多汗，口渴喜饮，虚烦少气，不思饮食，气逆欲吐等。其人舌红，或干瘦少苔，脉则虚数无力。

【原文】

第397条。

【方义】

竹叶甘淡而寒，凌冬不凋，秉阴气而生，能使水津上奉，导虚热以下行；石膏辛寒，清热生津。二药配伍，则清热除烦而又生津。人参益气以生津，炙草补中而扶虚，两药配伍，则补中益气，以扶正虚。麦冬甘寒而能大滋胃液，半夏辛润而能降逆止呕，二药相反相成，既能行麦冬之滞，又能治胃逆之吐。粳米平补而滋胃气，使其清热而不伤胃，补虚而不留邪。

【选注】

吴谦等："是方也，即白虎汤去知母，加人参、麦冬、半夏、竹叶也。以大寒之剂易为清补之方，此仲景白虎变方也。经曰：形不足者，温之以气；精不足者，补之以味。故用人参、粳米补形气也；佐竹叶、石膏清胃热也；加麦冬生津；半夏降逆，更逐痰饮；甘草补中，且以调和诸药也。"（《医宗金鉴·订正仲景全书伤寒论注》卷十）

钱潢："竹叶性寒而止烦热，石膏入阳明而清胃热，半夏蠲饮而止呕吐，人参补病后之虚，同麦冬而大添胃中之津液。又恐寒凉损胃，故用甘草和之，而又以粳米助其胃气也。"（《伤寒溯源集》卷之十）

【按语】

本方系白虎汤加减而成。古人用方贵在化裁，以曲应病情之变。考白虎汤以清热为主，生津为辅。而此方则以补益气阴为主，清热为辅。何以见之？两方用石膏则一，唯此方用麦冬而不用知母，彼则用知母而不用麦冬。麦冬功专补液，而知母则以清热为长。况麦冬又配半夏，降逆以止呕，竹叶配石膏，清热以除烦，故又不同于白虎汤之剂。此外，竹叶应以鲜者为佳。

根据临证观察，有多数妇女患急性化脓性乳腺炎，或自行破溃，或手术排脓后，而发热持续不退，神倦心烦，不思饮食，恶心欲吐，舌红无苔，脉数无力等，虽用多种抗生素但治疗无效，反使病情加重。此时，若投以竹叶石膏汤则往往有效。因为足阳明之脉，“其直者从缺盆下乳内廉”，故乳腺炎破溃，累及阳明气阴两伤而使用本方实为理想之举。本方擅清余热，更益气津，是值得推荐的一张方子。

【方歌】

竹叶石膏气阴伤，病后虚羸呕逆方；
不欲饮食参草麦，粳叶石膏半夏匡。

【医案选录】

张某，女，25岁，昌黎县人。患乳腺炎已做手术，而发热（至38.5℃，高则39.5℃）。西医认为炎症所发，乃用各种抗菌药，皆无效可言。又用“安乃近”注射液，汗出甚多，而发热暂退，旋又上升。因几经发汗，而身体虚羸不堪，且呕吐不欲饮食，心烦，头晕，肢体震颤，口中干涸。余诊其脉数软无力，舌质红而苔白黄。余问主治医李君：此何病耶？答曰：恐为败血病。然余则认为气阴两伤，胃中津液竭乏，故尔发生虚烦呕逆。

方用：生石膏30克，麦冬25克，炙甘草10克，半夏10克，粳米15克，竹叶10克，党参10克。

此方共服四剂，则热退呕止，而能饮食，其病因之而愈。（刘渡舟医案）

承气汤类概述

承气汤类包括调胃承气汤、小承气汤、大承气汤和麻子仁丸四方。调胃承气汤治阳明燥热初结在胃，而使胃气不和，可见谵语，蒸蒸发热，或不吐不下心烦等证。小承气汤治阳明病大便成硬而汗出较多，小便偏渗，或日晡潮热，脉反滑疾等证。大承气汤则治阳明病燥屎已成，潮热汗出，不恶寒反恶热，绕脐痛，或腹中胀满疼痛，谵语神昏，脉沉紧等证。麻子仁丸由小承气汤加味而成，治胃强脾弱，迫津偏渗，小便数多而成脾约之证。

麻子仁丸方后，附有蜜煎导和猪胆汁导两种导法，则为欲大便而不出，肠燥而胃未实的一种措施。

一、调胃承气汤

【药物组成】

大黄（去皮、清酒洗）四两　甘草（炙）二两　芒硝半升

【煎服法】

上三味，以水三升，煮取一升，去滓，内芒硝，更上火微煮，令沸，少少温服之。

【适应证】

阳明病不大便，蒸蒸发热，濈濈汗出，或腹胀满，或心烦、谵语，其人舌苔黄燥，脉滑数。

【原文】

第 29 条、30 条、70 条、94 条、105 条、123 条、207 条、248 条、249 条。

【方义】

大黄苦寒泄热，芒硝咸寒润燥，凡苦咸寒之药，本为泻下而设，然方中又加一味炙甘草，则使硝黄缓留于上，以和胃气为主。至于泻下肠燥，乃属其次。故陈修园称本方为“法中之法”，即“调胃”与“承气”两者并行不悖之意。

【选注】

柯韵伯：“邪气盛则胃实，故用大黄、芒硝。此自用甘草，是和胃之意。此见调胃承气，是和剂而非下剂也。”（《伤寒来苏集·伤寒论注》卷三）

【按语】

本方治阳明病燥热在胃，大便虽秘而未成硬，所以用炙甘草以缓硝黄于上，则和胃与泻下两用。凡大便秘结，而火热于上者，此方最宜。

【方歌】

调胃承气用大黄，芒硝甘草三药尝；

胃气不和心烦热，便燥谵语舌苔黄。

【医案选录】

罗谦甫治静江府提刑李君长子，年十九岁，至元壬午四月间，病伤寒九日，医作阴症治之，与附子理中丸数服，其症增剧。更一医作阳症，议论差互，不敢服药，决疑于罗。罗至，宾客满座，罗不敢直言症，细为分解：凡阳症者，身须大热而手足不厥，卧则坦然，起则有力，不恶寒，反恶热，不呕不泻，渴而饮水，烦躁不得眠，能食而多语，其脉浮大而数者，阳症也。凡阴症者，身不热而手足厥冷，恶寒蜷卧，面向壁卧，恶闻人声，或自引衣盖覆，不烦渴，不欲食，小便自利，大便反快，其脉沉细而微迟者，皆阴症也。某伤寒，诊其脉沉数，得六七至，夜叫呼不绝，全不得睡，又喜饮冰水，阳症悉具，且三日不见大便，宜急下之。

乃以：酒煨大黄六钱、炙甘草二钱、芒硝五钱，煎服。至夕下数行，去燥粪二十余块，是夜汗大出。次日身凉脉静矣。（摘《名医类案》卷一《伤寒》）

二、小承气汤

【药物组成】

大黄（酒洗）四两　厚朴（去皮、炙）二两　枳实（大者、炙）三枚

【煎服法】

上三味，以水四升，煮取一升二合，去滓，分温二服。初服汤，当更衣。不尔者，尽饮之。若更衣者，勿服之。

【适应证】

蒸蒸发热而多汗，或小便数多，则津液偏渗，大便成硬，证见烦躁，谵语，腹胀，舌苔黄厚，脉滑而疾。

【原文】

第208条、209条、213条、214条、250条、251条、374条。

【方义】

大黄苦寒，荡涤实热，攻下积滞，推陈致新；厚朴苦温，行气泄满；枳实苦寒，破结消痞。三药同煎而无芒硝，是为缓下之方。

【选注】

柯韵伯："夫诸病皆因于气。秽物之不去，由于气之不顺，故攻积之剂必用行气之药以主之。亢则害，承乃制，此承气之所由。又病去而元气不伤，此承气之义也。夫方分大小，有二义焉。厚朴倍大黄，是气药为君，名大承气。大黄倍厚朴，是气药为臣，名小承气。味多性猛，制大其服，欲令泄下也，因名曰大。味少性缓，制小其服，欲微和胃气也，故名曰小。二方煎法不同，更有妙义。大承气用水一斗，先煮枳朴，煮取五升，内大黄，煮取三升，内硝者，以药之为性，生者锐而先行，熟者气纯而和缓。仲景欲使芒硝先化燥屎，大黄继通地道，而后枳朴除其痞满。缓于制剂者，正以急于攻下也。若小承气则三物同煎，不分次第，而服只四合。此求地道之通，故不用芒硝之峻，且远于大黄之锐矣，故称为微和之剂。"（《伤寒来苏集·伤寒附翼》卷下）

【按语】

小承气汤比大承气汤少芒硝，而枳朴的药量也轻，且又三药同煎，故为缓下之剂。虽主治阳明腑实证，但便不燥坚者为宜。

【方歌】

小承气汤朴枳黄，便硬谵语腹胀详；

识得燥结分轻重，脉滑不紧用此方。

【医案选录】

有人病伤寒八九日，身热无汗，时时谵语，时因下利，大便不通三日矣，非烦非躁，非寒非痛，终夜不得卧，但心中无晓会处，或时发一声如叹息之状。医者不晓是何症。

予诊之曰：此懊侬怫郁二症俱作也。胃中有燥屎，承气汤下燥屎二十余枚，得利而解。（摘《普济本事方》卷第九）

三、大承气汤

【药物组成】

大黄（酒洗）四两　厚朴（去皮、炙）半斤　枳实（炙）五枚　芒硝三合

【煎服法】

上四味，以水一斗，先煮二物，取五升，去滓，内大黄，更煮取二升，去滓，内芒硝，更上微火一两沸，分温再服。得下，余勿服。

【适应证】

阳明病不大便，潮热，手足濈然汗出，谵语，烦躁，腹胀满，绕脐痛、拒按，甚则神昏独语、如见鬼状，舌质红绛，舌苔老黄或焦燥有刺，脉沉实或沉迟有力。

【原文】

第208条、209条、212条、215条、217条、220条、238条、240条、241条、242条、251条、252条、253条、254条、255条、256条、320条、321条、322条。

【方义】

大黄苦寒，荡涤肠胃，泄热破结，推陈致新；芒硝咸寒，软坚化燥，并协同大黄排泻燥屎；厚朴苦温泄满，枳实苦寒消痞，二药通利肠胃之气，能助硝黄泻下燥屎。

【选注】

吴谦等："诸积热结于里而成满痞燥实者，均以大承气汤下之也。满者，腹胁满急䐜胀，故用厚朴以消气壅；痞者，心下痞塞硬坚，故用枳实以破气结；燥者，肠中燥屎干结，故用芒硝润燥软坚；实者，腹痛大便不通，故用大黄攻积泻热。然必审四证之轻重，四药之多少适其宜，始可与也。若邪重剂轻，则邪气不服；邪轻剂重，则正气转伤，不可不慎也。"（《医宗金鉴·订正仲景全书伤寒论注》卷四）

【按语】

大承气汤为峻下之方，治疗痞、满、燥、坚、实俱备的阳明燥实证。硝黄泻下可去实，枳朴通气可去滞。四味合用，制大其服，通顺腑气，而有承上以继下、推陈以致新的作用，故曰大承气汤。

大黄久煮，则泻下作用减弱。本方先煮枳朴，后下大黄与芒硝，则能加强泻下的作用。若下后，按脐周围仍然硬痛，而舌黄未去，是下之未尽，可以重复泻下。

【方歌】

大承气汤用硝黄，厚朴枳实四药强；
潮热蒸蒸濈濈汗，腹满硬痛峻攻良。

【医案选录】

予尝诊江阴街肉庄吴姓妇人，病起已六七日，壮热，头汗出，脉大，便闭，七日未行，身不发黄，胸不结，腹不胀满，惟满头剧痛，不言语，眼张，瞳神不能瞬，人过其前，亦不能辨，证颇危重。余曰：目中不了了，睛不和，燥热上冲，此《阳明篇》三急下证之第一证也。不速治，病不可为矣。于是遂书大承气汤方与之。

大黄四钱，枳实三钱，川朴一钱，芒硝三钱。

并嘱其家人速煎服之，竟一剂而愈。盖阳明燥气上冲颠顶，故头汗出，满头剧痛，神识不清，目不辨人，其势危在顷刻。今一剂而下，亦如釜底抽薪，泄去胃热，胃热一平，则上冲燥气因下无所继，随之俱下，故头目清明，病遂霍然。非若有宿食积滞，腹胀而痛，壮热谵语，必经数剂方能奏效，此缓急之所由分。是故无形之气与有形之积，宜加辨别，方不至临诊茫然也。(摘《经方实验录·大承气汤证其三》)

四、麻子仁丸

【药物组成】

麻子仁二升　芍药半斤　枳实(炙)半斤　大黄(去皮)一斤　厚朴(炙、去皮)一尺　杏仁(去皮尖、熬，别作脂)一升

【煎服法】

上六味，蜜和丸如梧桐子大，饮服十丸，日三服。渐加，以知为度。

【适应证】

趺阳脉浮而涩，浮则胃气强，涩则阴气弱，阳来逼阴，小便偏渗而数，大便因之则硬，名曰“脾约”证。

【原文】

第247条。

【方义】

方用麻仁、杏仁滋润胃肠之燥；芍药味酸，善调脾家之阴；大黄、厚朴、枳实具有承气汤的意义，用以泻胃之燥热；蜜为丸，则使峻药缓行，达成润肠通便之法。

【选注】

程郊倩：“脾约者，脾阴外渗，无液以滋，脾家先自干槁了，何能以余阴荫及肠胃？所以，胃火盛而肠枯，大便坚而粪粒小也。麻仁丸宽肠润燥，

以软其坚，欲使脾阴从内转耳。”（《伤寒论后条辨》卷之七）

【按语】

脾约证的大便不通与三承气证不同。它无潮热、汗出、腹胀满痛等证，而是“不更衣十日无所苦”。临床上也可见到病人口臭，心烦，头晕等证。胃中燥热，不仅约束脾阴，又不能为胃行其津液，反逼迫津液偏渗，以致小便频数。肠燥无液，故屎小而硬，干结难通。

【方歌】

麻子仁丸效果好，大便秘结津液少；

枳朴大黄泻胃强，麻杏芍药滋脾约。

【医案选录】

一豪子郭氏，得伤寒数日，身热、头疼、恶风、大便不通，脐腹膨胀。易数医，一医欲用大承气，一医欲用大柴胡，一医欲用蜜导。病家相知凡三五人，各主其说，纷然不定，最后请予至。问：小便如何？病家云：小便频数。乃诊六脉，下及趺阳脉浮且涩。

予曰：脾约证也，此属太阳阳明。仲景云：太阳阳明者，脾约也。仲景又曰：趺阳脉浮而涩，浮则胃气强，涩则小便数，浮涩相搏，大便则鞕。其脾为约者，大承气、大柴胡恐不当，仲景法中麻仁丸不可易也。主病亲戚尚尔纷纷。予曰：若不相信，恐别生他证，请辞，无庸召我。坐有一人，乃弟也，逡巡曰：诸君不须纷争，既有仲景证法相当，不同此说何据？某虽愚昧，请终其说，诸医若何，各请叙述。众医默默，纷争始定。

予以麻仁丸百粒，分三服，食顷间尽。是夕，大便通，中汗而解。（摘《伤寒九十论·脾约证第八十二》）

五、蜜煎导方

【药物组成】

食蜜七合

【使用法】

上一味，于铜器内微火煎，当须凝如饴状，搅之勿令焦着，欲可丸，并手捻作挺，令头锐，大如指，长二寸许。当热时急作，冷则鞕。以内谷道中，以手急抱，欲大便时乃去之。（疑非仲景意，已试甚良）

六、猪胆汁灌方

【药物组成】

大猪胆一枚

【使用法】

又大猪胆一枚，泻汁，和少许法醋，以灌谷道内，如一食顷，当大便出宿食恶物，甚效。

【适应证】

上二方均适用于大便秘而尿色白，欲大便而又难出。

【原文】

第233条。

【方义】

蜜煎导法，对肠中津枯便结者为宜，乃润便通燥之法。猪胆汁灌肠，既导便外出，又能解毒清热，而两全其美。

【选注】

吴谦等："阳明病，自汗出，或发汗，小便自利者，此为津液内竭，虽大便硬而无满痛之苦，不可攻之，当待津液还胃，自欲大便，燥屎已至直肠，难出肛门之时，则用蜜煎润窍滋燥，导而利之。或土瓜根宣气通燥，或猪胆汁清热润燥，皆可为引导法，择而用之可也。"（《医宗金鉴·订正仲景全书伤寒论注》卷四）

【按语】

导法适合津亏便结，或初硬后溏，燥实未成，以及年迈体弱、阴血素亏而便秘不下者。应用时，当病者有自欲大便而又难出时，即导而通之为好。

【方歌】

蜜煎熟后样如饴，稍冷搓挺四寸余；
温纳肛门润肠燥，古法导便叹惊奇；
津亏有热便不出，猪胆一枚方相宜；
泻汁调醋灌肠内，虚家便秘见效奇。

【医案选录】

庚戌仲春，艾道先染伤寒近旬日，热而自汗，大便不通，小便如常，神昏多睡。诊其脉，长大而虚。予曰：阳明证也。乃兄景先曰：舍弟全似李大夫证，又属阳明，莫可行承气否？

予曰：虽为阳明，此证不可下。仲景云：阳明自汗，小便利者，为津液内竭，虽坚不可攻，宜蜜兑导之。作三剂，三易之，先下燥粪，次泄溏，已而汗解。（摘《伤寒九十论·阳明蜜兑证第七》）

门人张永年述其戚陈姓一证，四明医家周某用猪胆汁导法奏效，可备参究。其言曰：陈姓始病咯血，其色紫黑，经西医用止血针，血遂中止。翌日，病者腹满，困顿日甚，延至半月，大便不行。始用蜜导不行，用灌肠法又不行，复用一切通大便之西药，终不行。或告陈曰：同乡周某，良医也。陈喜，使人延周时不大便已一月矣。周至，察其脉无病，病独在肠。

乃令病家觅得猪胆，倾于盂，调以醋，借西医灌肠器以灌之。甫灌入，转矢气不绝。不逾时，而大便出，凡三寸许，掷于地有声，击以石不稍损。乃浸以清水，半日许，盂水尽赤，乃知向日所吐之血，本为瘀血。因西医用针止住，反下结大肠而为病也。越七日，又不大便，复用前法，下燥矢数枚，皆三寸许，病乃告痊。

予于此悟蜜煎导法惟证情较轻者宜之，土瓜根又不易得，惟猪胆汁随时随地皆有。近世医家弃良方而不用，为可惜也。（摘《经方实验录·猪胆汁导证》）

柴胡汤类概述

柴胡汤类共有七方，其中应以小柴胡汤为代表。小柴胡汤是和解少阳邪热的主方。小柴胡汤证以口苦，咽干，目眩，心烦喜呕，往来寒热，胸胁苦满，默默不欲饮食，脉弦，舌苔白滑等为主证。若在此基础上，兼阳明腑燥，大便秘结，心下急，呕不止的，则用大柴胡汤治疗。若但发潮热，而又胃气不和的，则用柴胡加芒硝汤治疗。若兼太阳之表不解，而发热恶风，四肢关节烦疼，呕而心下支结的，则用柴胡桂枝汤治疗。若兼见太阴里寒，气化不行，而见口渴不呕，小便不利，胸胁满微结，但头汗出等证，则用柴胡桂枝干姜汤治疗。若兼见谵语烦躁，惊怖不安，小便不利，周身困重，难以转侧等证，则用柴胡加龙骨牡蛎汤治疗。若因阳气内郁，肝胆疏泄不行，而见手足厥冷，胸胁苦满，心下痞塞，下利后重等证，则用四逆散治疗。

一、小柴胡汤

【药物组成】

柴胡半斤　黄芩三两　半夏(洗)半升　生姜(切)三两　人参三两　甘草(炙)三两　大枣(擘)十二枚

【煎服法】

上七味，以水一斗二升，煮取六升，去滓，再煎取三升，温服一升，日三服。

【加减法】

若胸中烦而不呕者，去半夏、人参，加栝楼实一枚；若渴，去半夏，加人参合前成四两半、栝楼根四两；若腹中痛者，去黄芩，加芍药三两；若胁下痞鞕，去大枣，加牡蛎四两；若心下悸、小便不利者，去黄芩，加茯苓四两；若不渴，外有微热者，去人参，加桂枝三两，温覆微汗愈；若咳者，去人参、大枣、生姜，加五味子半升、干姜二两。

【适应证】

(一)少阳病，口苦，咽干，目眩，胸胁苦满，心烦喜呕，默默不欲饮食，耳聋目赤，脉弦，舌苔白滑。

(二)妇人伤寒，热入血室，经水适断，寒热如疟，或有谵语，脉弦，苔白滑。

(三)伤寒头汗出,微恶寒,手足冷,心下满不欲食,大便硬的阳微结证。

【原文】

第 37 条、96 条、97 条、98 条、99 条、100 条、101 条、103 条、144 条、148 条、149 条、229 条、230 条、231 条、266 条、379 条、394 条。

【方义】

柴胡、黄芩清解少阳经腑之邪热,又能疏利肝胆气机,为和解少阳表里之主药;半夏、生姜和胃降逆止呕,能升能降,兼助柴胡透达经中之邪;人参、甘草、大枣益气调中,扶正祛邪,以杜内传太阴之路。本方寒热并用,攻补兼施,将辛升、苦降、甘调合于一体,虽治在肝胆但又旁顾脾胃,既清解邪热又培补正气,而使三焦疏达,脾胃调和,内外宣通,枢机畅利,则半表半里之邪解。

【选注】

程应旄:"方中以柴胡疏木,使半表之邪得从外宣;黄芩清火,使半里之邪得从内彻;半夏豁痰饮,降里气之逆;人参补久虚,助生发之气;甘草佐柴芩,调和内外;姜枣佐参夏,通达营卫。相须相济,使邪无内向而外解也。"(《医宗金鉴·删补名医方论》卷八)

吴谦等:"邪传太阳、阳明,曰汗、曰吐、曰下;邪传少阳,惟宜和解,汗吐下三法皆在所禁,以其邪在半表半里,而角于躯壳之内界。在半表者,是客邪为病也;在半里者,是主气受病也。邪正在两界之间,各无进退而相持,故立和解一法。既以柴胡解少阳在经之表寒,黄芩解少阳在腑之里热,犹恐在里之太阴正气一虚,在经之少阳邪气乘之,故以姜、枣、人参和中而预壮里气,使里不受邪而和,还表以作解也。"(《医宗金鉴·订正仲景全书伤寒论注》卷五)

【按语】

本方是和解少阳邪气的主方。少阳病有三禁,即禁汗、禁吐、禁下。此方能利少阳之枢机,而不通过汗、吐、下的手段,达到祛邪之目的,故称之为和解法。

本方的作用在于柴胡,故必须重用。《时方妙用》说:"方中柴胡一味,少则用四钱,多则用八钱。"认为柴胡的剂量以大于人参、甘草一倍以上为宜。《神农本草经》列柴胡为上品,载其性味苦平,无毒,主治肠胃中结气,饮食积聚,寒热邪气。现代药理学研究证明,柴胡的毒性很小,且有良好的解热和抗病原体的作用。因此，运用本方解热时，不必过于拘泥后世的“升阳劫阴”之说。由此看来，审证论治，遣方选药固然重要，而药物剂量的比例也不得忽视。

本方是针对少阳病主证而设，但病及少阳，病情往往复杂多变，所以运用本方要掌握两个原则：其一，首先要抓住柴胡汤的主证、主脉，如寒热往来的热型，胸胁苦满的病位，口苦、喜呕的胆热证情，脉弦、苔白的舌脉特征等。见到一两个主证，便可用本方治疗，不必一一皆见。其二，本方的或然之证较多，因此，在辨明主证主脉的基础上，又要随证加减而应变。

【方歌】

小柴胡汤解少阳，胸满胁痛呕吐详；

口苦咽干目眩是，柴芩参草枣半姜。

【医案选录】

李某，女，38岁。长期呕吐，兼见低烧，服药已百余剂不效。脉弦而舌苔白滑。时有进修生陈君在侧，问曰：此何证也？余曰：呕而发热者，小柴胡汤主之。

果服三剂而呕止热退。（刘渡舟医案）

二、大柴胡汤

【药物组成】

柴胡半斤　黄芩三两　芍药三两　半夏（洗）半升　生姜（切）五两　枳实（炙）四枚　大枣（擘）十二枚

【煎服法】

上七味，以水一斗二升，煮取六升，去滓再煎，温服一升，日三服。（一方加大黄二两，若不加，恐不为大柴胡汤）

【适应证】

（一）少阳病热结在里，往来寒热，胸胁苦满，口苦，郁郁微烦，呕不止，心下急，或痛或胀不可忍耐，大便秘结，舌苔黄腻，脉弦滑有力。

（二）发热汗出，心下痞硬，呕吐下利，里急后重，舌苔黄燥，脉弦滑。

【原文】

第103条、136条、165条。

【方义】

本方是小柴胡汤去人参、甘草，加大黄、枳实、芍药而成。方中柴胡、黄芩和解少阳之邪；大黄、枳实泻阳明之实；芍药于土中伐木，可敛阴和营，缓解腹中急痛；重用生姜，配半夏能止呕而又制大黄之迅下；配以大枣能补脾生津，调和营卫。八药相合，共为和解少阳兼泻阳明之剂。

【选注】

吴谦等："柴胡证在，又复有里，故立少阳两解之法。以小柴胡汤加枳实、芍药者，解其外以和其内也。去参草者，以里不虚也。少加大黄，所以泻结热也。倍生姜者，因呕不止也。"（《医宗金鉴·订正仲景全书伤寒论注》卷五）

尤在泾："大柴胡有柴胡、生姜、半夏之辛而走表，黄芩、芍药、枳实、大黄之苦而入里，乃表里并治之剂。"（《伤寒贯珠集》卷五）

许叔微："大柴胡汤一方无大黄，一方有大黄。此方用大黄者，以大黄有荡涤蕴热之功，为伤寒中要药。王叔和云：若不用大黄，恐不名大柴胡汤。且经文明言下之则愈，若无大黄，将何以下心下之急乎？应从叔和为是。"（《医宗金鉴·订正仲景全书伤寒论注》卷五）

【按语】

本方虽为少阳阳明并病而设，但因少阳之邪未全入里，故大黄只用二两，且无芒硝，同时尚有生姜、大枣以顾护脾胃。由此可见，本方重在和解少阳，而通下阳明为辅。《医宗金鉴》云："斯方也，柴胡得生姜之倍，解半表之功捷；枳芍得大黄之少，攻半里之效徐。虽云下之，亦下中之和剂也。"深得本方之旨。

本方在临床上应用为广，不仅可以治疗多种急性胆道疾患，而且凡是属于胆胃热实，气机受阻，疏泄不利，病位偏于两侧的急性疼痛，用之往往可获得满意的疗效。

柯韵伯云："大柴胡无加减法。"此说不免过于偏颇。实际使用本方时，常可依据证情，随证加减化裁。如挟湿热者，可酌加茵陈、山栀、茯苓；气郁甚者，酌加香附、郁金、木香；痛甚者，酌加元胡、川楝子；呕吐甚者，酌加竹茹、左金丸；有胆结石者，加金钱草、海金沙等。

【方歌】

大柴胡汤大黄枳，柴芩姜夏芍枣宜；

少明合病气火郁，呕吐口苦心下急。

【医案选录】

李某，女，54岁。右胁疼痛，掣及胃脘，不可忍耐，唯注射"杜冷丁"方

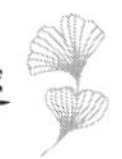

可控制不疼。视其人体肥，面颊绯红，舌质红绛，舌根苔黄腻，脉沉弦滑有力。问其大便已四日未解，口苦时呕，不能饮食。西医有诊为胆囊炎，有诊为胆结石。

余认为症见胁痛而大便不通，口苦而呕，舌苔黄腻，脉来弦滑，乃肝胃气火交郁，气血阻塞不通，不通则痛。治宜两解肝胃，泄热导滞。

处方：柴胡18克，黄芩9克，半夏9克，生姜12克，白芍 9克，郁金9克，大黄 9 克，枳实 9 克，陈皮 12 克，生牡蛎 12 克。煎汤，分三次服。

一服，疼痛减轻得睡；二服，大便解下一次。从此，胁痛与呕泄俱解，转用调理肝胃药而安。（刘渡舟医案）

三、柴胡加芒硝汤

【药物组成】

柴胡二两十六铢　黄芩一两　人参一两　甘草（炙）一两　生姜（切）一两　半夏二十株（本云五枚，洗）　大枣（擘）四枚　芒硝二两

【煎服法】

上八味，以水四升，煮取三升，去滓，内芒硝，更煮微沸，分温再服。不解更作。

【适应证】

（一）小柴胡汤证，大便燥结，傍晚发潮热者。

（二）已用泻下之药，胃津已伤，胃气不和，而少阳证未见者。

【原文】

第 104 条。

【方义】

本方即小柴胡汤加芒硝而成。以小柴胡汤和解少阳之邪，加芒硝软坚润燥和胃。本方有和解少阳与调和胃燥的作用，为少阳阳明兼治之剂。

【选注】

章虚谷："按此方以小柴胡三分之一，而重加芒硝者，因其少阳之证误用丸药下之，余热留于阳明而发潮热，故仍用小柴胡和少阳，而加芒硝咸寒润下以清阳明之热，不取苦重之药峻攻也……"（《医门棒喝·伤寒论本旨》卷九）

柯韵伯："不加大黄者，以地道原通；不用大柴胡者，以中气已虚也。后人有加大黄、桑螵蛸者，大背仲景法矣。"（《伤寒来苏集·伤寒论注》卷三）

【按语】

仲景治少阳有三禁,为理法之常。此方用下,则为理法之变。对于少阳兼里实者,根据其程度的轻重缓急,设有大柴胡汤和柴胡加芒硝汤,然皆以柴胡为主,可见慎之至也。

【方歌】

小柴加硝两解方,芒硝后煎入药良;
日晡潮热胸胁满,调和胃胆利少阳。

四、柴胡桂枝汤

【药物组成】

柴胡四两　桂枝(去皮)一两半　黄芩一两半　人参一两半　甘草(炙)一两　半夏(洗)二合半　芍药一两半　大枣(擘)六枚　生姜(切)一两半

【煎服法】

上九味,以水七升,煮取三升,去滓,温服一升。(本云人参汤,作如桂枝法,加半夏、柴胡、黄芩,复如柴胡法。今用人参作半剂)

【适应证】

发热微恶风寒,头痛或眩晕,四肢关节烦疼,微呕,心下支结,脉浮弦,舌苔薄白。

【原文】

第146条。

【方义】

本方为小柴胡汤与桂枝汤的合方。以小柴胡汤和解少阳,以桂枝汤发表解肌。因太、少之证俱微,故各取原量之半,为内和少阳、外解太阳之法。

【选注】

吴谦等:"伤寒六七日,发热微恶寒,支节烦疼,微呕,心下支结者,是太阳之邪传少阳也。故取桂枝之半,以散太阳未尽之邪;取柴胡之半,以散少阳呕结之病。而不名桂枝柴胡汤者,以太阳外证虽未去,而病机已见于少阳里也。故以柴胡冠桂枝之上,意在解少阳为主,而散太阳为兼也。"(《医宗金鉴·订正仲景全书伤寒论注》卷五)

柯韵伯:"柴胡二汤,皆调和表里之剂。桂枝汤重解表而微兼清里,柴

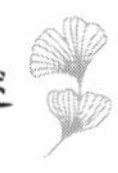

胡汤重和里而微兼散表。此伤寒六七日，正寒热当退之时，尚见发热恶寒诸表症，更兼心下支结诸里症，表里不解，法当双解之。然恶寒微，则发热亦微可知；支节烦疼，则一身骨节不痛可知。微呕心下亦微结，故谓之支结。表症虽不去而已轻，里症虽已见而未甚。此太阳、少阳并病之轻者，故取桂枝之半以解太阳未尽之邪，取柴胡之半以解少阳之微结。凡口不渴，身有微热者，当去人参。此以六七日来，邪虽不解，而正气已虚，故用人参以和之也。外症虽在，而病机已见于里，故方以柴胡冠桂枝之前，为双解两阳之轻剂。”（《伤寒来苏集·伤寒附翼》卷下）

【按语】

本方后有“本云人参汤……”二十九字，疑是衍文。

尤在泾认为本方“外解表邪，内除支结，乃七表三里之法”。但许多注家却持有不同的看法，如《医宗金鉴》云：“而不名桂枝柴胡汤者……以柴胡冠桂枝之上，意在解少阳为主，而散太阳为兼也。”

本方除能治疗太少并病以外，根据临床经验，还可治疗慢性肝炎续发的肝脾肿大，如减去人参、大枣，酌加鳖甲、牡蛎、红花、茜草、土鳖虫等软坚消痞、活血通络之品，多能收效。此方又治神经症的周身气窜作痛，以及风痹挟有肝气等证，其效果亦令人满意。

【方歌】

柴胡桂枝两方合，善治太少两经疴；
心下支结关节痛，初期肝硬亦能和。

【医案选录】

刘某，女，21 岁，武汉市人，营业员，住院号 16206。患者于 5 月 3 日足月顺产一男婴。5 月 6 日上午六时许，突发寒战、头昏痛，体温达 40.4℃。化验：红血球 401 万，血色数 78%，白血球 172 000。分类计数：中性 80%，酸性 2%，淋巴 18%。用青霉素、链霉素后体温稍降，但当日下午，又突发寒战，两腿抽搐疼痛，头昏痛，口唇发绀，体温达 41.2℃，大汗，稍缓后又复发寒战一阵。血压 98/60mmHg。血液疟原虫阴性反应。即请中医科急会诊。

主诉：上午突发寒战，继之高烧，冷汗甚多，头昏，两侧太阳穴痛，目胀，全身疼痛不适，口苦而干，欲呕，大便整日未行，小便尚畅。诊其脉浮数，舌浅红，苔白微腻。为产后外感风寒，太少两阳合病之候。

以解肌透表、调和营卫，兼以和解少阳之法治疗。

处方：桂枝二钱，白芍二钱，甘草二钱，生姜二钱，大枣四枚，柴胡二钱，沙参三钱，半夏一钱，黄芩二钱，葛根三钱。一次服。

服药后次日，身痛已解，头痛减，不恶风冷，体温恢复正常（36℃），但自汗甚多，口苦而干，间或欲呕，不思饮食，二便通畅。脉弦数而滑，舌红而苔腻微黄。此表邪已解，而余症未清，仍宗原法减葛根，加丹参三钱、花粉三钱、知母二钱、麦冬三钱，一次服。

三诊时，自觉诸症悉除，胃纳渐佳，无不适感，体温稳定在36℃左右，停用中药。于翌日痊愈出院。[梁福煌，郑富英．产后高热治验[J].广东医学，1963(1):33-34.]

五、柴胡桂枝干姜汤

【药物组成】

柴胡半斤　桂枝（去皮）三两　干姜二两　栝楼根四两　黄芩三两　牡蛎（熬）二两　甘草（炙）二两

【煎服法】

上七味，以水一斗二升，煮取六升，去滓，再煎，取三升，温服一升，日三服。初服微烦，复服汗出便愈。

【适应证】

（一）往来寒热，胸胁满微结，心烦，渴而不呕，但头汗出，小便不利，大便溏薄，脉弦而缓，舌淡苔白。

（二）《金匮》治疟，寒多微有热，或但寒不热，服一剂如神。

【原文】

第147条。

【方义】

本方即小柴胡汤减半夏、人参、生姜、大枣，加桂枝、干姜、牡蛎、栝楼根而成。柴胡配黄芩，以和解少阳之邪；桂枝、干姜、炙草补脾散寒，温通阳气；栝楼根生津止渴，配牡蛎以软坚开结。不呕，故去半夏；因气化受阻，故去参枣之滞，而加桂枝、干姜之行。此方既解少阳之邪，又能温寒通阳而行气化。

【选注】

吴谦等："少阳表里未解，故以柴胡桂枝合剂而主之，即小柴胡汤之变法也。去人参者，因其正气不虚；减半夏者，以其不呕，恐助燥也。加瓜蒌

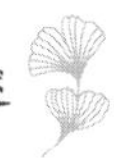

根，以其能止渴兼生津液也；倍柴胡、加桂枝，以主少阳之表；加牡蛎，以软少阳之结。干姜佐桂枝，以散往来之寒；黄芩佐柴胡，以除往来之热，且可制干姜不益心烦也。诸药寒温不一，必需甘草以和之。初服微烦，药力未及。复服汗出即愈者，可知此证非汗出不解也。”（《医宗金鉴·订正仲景全书伤寒论注》卷五）

【按语】

柴胡桂枝干姜汤证，可续发于太阳病。如伤寒五六日，已发汗不愈，而又用攻下，以致邪陷少阳，气郁不舒，故胸胁满微结；胆火上炎而灼津，故心烦、口渴；热邪不得宣泄而上蒸，故但头汗出；正邪纷争，故往来寒热；无关于胃，故不呕；三焦气机阻滞，故小便不利；内伤脾寒，故见腹满或大便溏泻。此证为胆热而脾寒，故应清少阳之热，兼温太阴之寒，则柴胡桂枝干姜汤为宜。

本方为小柴胡汤加减而成。小柴胡汤有“胸中烦而不呕者，去半夏、人参，加栝楼实一枚；若渴，去半夏，加人参合前成四两半、栝楼根四两”的加减法。今见心烦、口渴而不呕，故减去人参、半夏，加栝楼根以滋津液而胜热。“若胁下痞鞕，去大枣，加牡蛎四两”，今胁下满微结，即为痞硬之征，故去大枣加牡蛎。“若心下悸、小便不利者，去黄芩，加茯苓四两”，今虽小便不利，但心下不悸而见烦，说明津少而有热，并非内有蓄水，故仍留黄芩以清热；因无水邪，故不加茯苓。以干姜易生姜，并加桂枝，取其辛温散结，温中散寒以行气津，故初服药可见微烦。再服，表里和、阳气通、津液行，因而“汗出便愈”。

【方歌】

柴胡桂姜痛胁背，大便不实尿欠利；

阳邪向阴气化衰，柴芩姜桂草粉蛎。

【医案选录】

刘某，男，54 岁。患肝炎而腹胀作泻，不欲饮食，胁痛及背，服药无数，效果不显。某君请余为治。脉弦而缓，舌淡苔白，此乃肝病及脾，脾阳先衰之象。为疏柴胡桂枝干姜汤。

处方：柴胡 12 克，黄芩 4.5 克，炙甘草 9 克，干姜 9 克，桂枝 9 克，花粉 12 克，牡蛎 12 克。

凡四服而腹胀与泻俱止，饮食较前为多，精神亦有好转。后以肝脾共调，佐以健脾利湿之品，肝功化验日趋正常而愈。（刘渡舟医案）

六、柴胡加龙骨牡蛎汤

【药物组成】

柴胡四两　龙骨　黄芩　生姜(切)　铅丹　人参　桂枝(去皮)　茯苓各一两半　半夏(洗)二合半　大黄二两　牡蛎(熬)一两半　大枣(擘)六枚

【煎服法】

上十二味,以水八升,煮取四升,内大黄,切如棋子,更煮一两沸,去滓,温服一升。(本云柴胡汤,今加龙骨等)

【适应证】

谵语烦躁,惊怖不安,胸胁苦满,二便不利,周身困重,难以转侧,舌苔黄腻,脉弦滑或弦数。

【原文】

第107条。

【方义】

本方系小柴胡汤去甘草,加桂枝、茯苓、大黄、龙骨、牡蛎、铅丹而成。小柴胡汤去甘草加桂枝,以转少阳之枢,兼行太阳之气,使内陷之邪得从外解;龙骨、牡蛎、铅丹重镇肝胆,镇敛精神以治烦惊;大黄泄热和胃而止谵语;茯苓宁神又利小便。共为和解少阳,泄热和胃,重镇安神之剂。

【选注】

尤在泾:“伤寒下后,其邪有并归一处者,如结胸下利诸候是也;有散漫一身者,如此条所云诸证是也。胸满者,邪痹于上;小便不利者,邪痹于下;烦惊者,邪动于心;谵语者,邪结于胃,此病之在里者也。一身尽重、不可转侧者,筋脉骨肉并受其邪,此病之在表者也。夫合表里上下而为病者,必兼阴阳合散以为治。方用柴胡、桂枝,以解其外而除身重;龙、蛎、铅丹以镇其内而止烦惊;大黄以和胃气止谵语;茯苓以泄膀胱利小便;人参、姜、枣益气养营卫,以为驱除邪气之本也。如是表里虚实,泛应曲当,而错杂之邪,庶几尽解耳。”(《伤寒贯珠集》卷二)

吴谦等:“是证也,为阴阳错杂之邪。是方也,亦攻补错杂之药。柴桂解未尽之表邪,大黄攻已陷之里热,人参、姜、枣补虚而和胃,茯苓、半夏利水而降逆,龙骨、牡蛎、铅丹之涩重,镇惊收心而安神明。斯为以错杂之药而治错杂之病也。”(《医宗金鉴·订正仲景全书伤寒论注》卷十一)

【按语】

本方所主，乃是伤寒误下之后，邪热乘虚内扰，弥漫全身，表里上下俱病，虚实互见的证候。证情虽较复杂，但主要病变在于少阳，为肝胆失调，气火交郁，心神被扰，不得潜藏所致。故本方仍在小柴胡汤上加减，以开郁泄热，镇惊安神，表里兼治为其宗旨。

本方现常用于治疗精神分裂症、癫痫、小儿舞蹈症，以及小儿内伤食滞、外感风寒，痰热搏结所致之惊痫、食厥、热厥等证。凡病机属于肝胆者，均有一定效果。运用本方时，可随证加减化裁。如肝火偏盛者，加龙胆草、夏枯草、山栀；病及血分者，加桃仁、丹皮；顽痰凝结不开者，加郁金、胆星、明矾。此方中，铅丹有毒，用时剂量宜小不宜大，宜暂不宜久，并以纱布包裹扎紧入煎。

【方歌】

柴加龙牡桂丹铅，大黄茯苓记要谙；

减去甘草铅要裹，胸满烦惊小便难。

【医案选录】

尹某，男，34 岁。胸胁发满，夜睡呓语不休，且乱梦纷纭，时发惊怖，精神不安，自汗出，大便不爽。既往有癫痫史，此病得于惊吓之余。视其人神情呆滞，面色发青，舌红而苔白黄相间，脉沉弦。

辨为肝胆气郁，兼阳明腑热，而心神被扰，不得潜敛之证。

治宜疏肝泻胃，镇惊安神。

处方：柴胡 12 克，黄芩 9 克，半夏 9 克，生姜 9 克，龙骨 15 克，牡蛎 15 克，大黄 6 克(后下)，铅丹 4.5 克(布包)，茯神 9 克，桂枝 4.5 克，大枣 6 枚。

服一剂，大便通畅，胸胁满与呓语皆除，精神安定，不复梦扰，唯欲吐不吐，胃中似嘈不适。上方加竹茹、陈皮，服之而愈。(刘渡舟医案)

七、四逆散

【药物组成】

甘草(炙)　枳实(破、水渍、炙干)　柴胡　芍药

【煎服法】

上四味，各十分，捣筛，白饮和服方寸匕，日三服。

【加减法】

咳者，加五味子、干姜各五分，并主下利；悸者，加桂枝五分；小便不利

者，加茯苓五分；腹中痛者，加附子一枚，炮令坼；泄利下重者，先以水五升，煮薤白三升，煮取三升，去滓，以散三方寸匕内汤中，煮取一升半，分温再服。

【适应证】

（一）急性热病中，若因阳气内郁，而见手足不温，胸胁苦满，或心下痞塞，脉弦，舌苔白滑者，可用此方治疗。

（二）下利，脘腹胀满或疼痛，厌食，里急后重，下利不畅，四肢不温，而脉弦者。

（三）妇人月经不调，胸胁引痛，少腹胀痛，脉弦，或微有寒热。

【原文】

第318条。

【方义】

方中柴胡疏利肝胆，透达阳郁；枳实降胃导滞，行气散结。二者一升一降，使枢机运转，阳气外达。芍药平肝和阴，土中泻木；甘草补中益气，与芍药相配，又能调和肝脾，而治腹痛。四药合而成方，使气机条达，阳郁得伸，则肢厥可温；肝脾调和，则胁腹满痛与泄利下重自除。

【选注】

吴谦等："凡少阴四逆，虽属阴盛不能外温，然亦有阳为阴郁，不得宣达而令四肢逆冷者，故有或咳、或悸、或小便不利、或腹中痛、泄利下重诸证也。今但四逆而无诸寒热证，是既无可温之寒，又无可下之热，惟宜疏畅其阳，故用四逆散主之。"（《医宗金鉴·订正仲景全书伤寒论注》卷七）

张令韶："凡少阴病四逆，俱属阳气虚寒，然亦有阳气内郁，不得外达而四逆者，又宜四逆散主之。枳实形圆臭香，胃家之宣品也，所以宣通胃络；芍药疏泄经络之血脉，甘草调中，柴胡启达阳气于外行，阳气通而四肢温矣。"（《伤寒论直解》卷五）

【按语】

本证之四逆，系阳气内郁，不能外达四肢所致。往往伴见肝郁气滞、肝脾不和等证候。而且本证的厥冷程度并不严重，仅表现手足不温。正如李士材所云："此证虽云四逆，必不甚冷，或指头微温，或脉不沉微。"对比之下，如阳虚阴盛的寒厥，或热深厥深的热厥，其厥冷程度要严重得多。除此之外，寒厥还伴有恶寒蜷卧，精神萎靡，下利清谷，脉微细等证。热厥

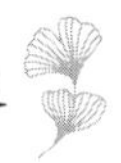

必有恶热烦躁，胸腹灼热，口渴引饮，小便短赤，大便秘结，舌红，脉沉数等证。三证应具体分析而不得混为一谈。

本方功在调和肝脾。后世疏肝诸方，如柴胡疏肝散、逍遥散等，皆从本方发展而来。本方治疗急慢性肝炎、早期肝硬化、胆道疾患、胃肠神经症、胸膜炎、肋间神经痛、痢疾、疝气、妇人月经不调、男子阳痿等证，均有一定的疗效。

【方歌】

柴芍枳草四逆散，肝郁气结肢不暖；

脉沉而弦胸胁满，随证治疗须加减。

【医案选录】

一青年，体甚壮，其妻从乡间来，风尘仆仆，一路劳乏，入夜而睡，未行女妻之事，青年强之，则拒之甚力。由此，青年顿然阳痿，求医又多服补肾之药，则终不能起矣。切其脉弦，按之有力。此乃肝肾气郁，亦实证中之羸候也。

为疏四逆散原方，加知母 6 克、黄柏 6 克，凡三剂而愈。（刘渡舟医案）

芍药当归汤类概述

芍药当归汤类包括芍药甘草汤、芍药甘草附子汤、当归四逆汤、当归四逆加吴茱萸生姜汤四方。芍药、当归均为血分药，而有养阴补血的作用。芍药甘草汤治阴血虚的脚挛急，芍药甘草附子汤则治阴阳两虚的身恶寒，可见芍药剂有养阴血的功效。当归四逆汤则治血虚受寒的脉细欲绝，手足厥冷之证；若加吴茱萸、生姜，则治厥阴内有久寒的小腹疼痛，或呕吐涎沫等证，反映了当归剂有养血温经之美。

一、芍药甘草汤

【药物组成】

白芍药　甘草（炙）各四两

【煎服法】

上二味，以水三升，煮取一升五合，去滓，分温再服。

【适应证】

治阴血虚于下的脚挛急。

【原文】

第 29 条。

【方义】

芍药酸苦，和血养筋；甘草和缓急。二药合用，酸甘化阴，使阴液得复，筋脉得养，则脚挛急自伸。

【选注】

成无己："芍药，白补而赤泻，白收而赤散也。酸以收之，甘以缓之，酸甘相合，用补阴血。"（《注解伤寒论》卷二）

柯韵伯："以芍药之酸收，协甘草之平降，位同力均，则直走阴分，故脚挛可愈。"（《伤寒来苏集·伤寒论注》卷一）

又云："盖脾主四肢，胃主津液，阳盛阴虚，脾不能为胃行津液以灌四旁，故足挛急。用甘草以生阳明之津，芍药以和太阴之液，其脚即伸。此亦用阴和阳法也。"（《伤寒来苏集·伤寒附翼》卷下）

【按语】

肝藏血、主筋,肝血不足则筋脉失养,出现挛急疼痛之证。本方具有柔肝舒筋、缓急止痛、敛津液、养阴血等作用。程钟龄说本方“止腹痛如神。……脉迟为寒,加干姜;脉洪为热,加黄连”,已被广大医家所公认。近年来,还有人用本方治疗肠粘连的腹痛不止,加上活血祛瘀之品,亦可取得疗效。

芍药分赤、白两种,根据中医传统的经验,疼痛拒按者属实,一般用赤芍,而疼痛喜按者属虚,一般用白芍。

现代药理学研究证实,本方对横纹肌、平滑肌的挛急,不管是中枢性或末梢性的,均有镇静解痉作用。不仅对表在性的躯体和四肢的平滑肌,而且对深在性的平滑肌性脏器,如胃、肠、胆囊、输卵管、子宫、膀胱、尿道、血管等,也能缓解其挛急,制止其疼痛。

【方歌】

芍药甘草两药投,筋挛拘急足趾抽;

苦甘化阴利血脉,滋阴柔肝效立瘳。

【医案选录】

李某,男,25岁。右腿鼠蹊部生一肿物,形如鸡卵,表面不红,用针管抽不出内容物。右腿拘紧,伸而不能直,强伸则剧烈疼痛,足跟不能着地。每到夜晚,小腿经常抽筋,痛苦不堪。脉弦细而数,舌红而少苔。脉证合参,可知本证属阴血不濡、筋脉失养,挛而收引,故筋聚而成包块,腿难伸直,拘急转筋作痛。

为疏:白芍24克,炙甘草12克。嘱服三剂,以观后效。

仅一剂而筋不抽痛,夜得安睡。进二剂,则鼠蹊包块消退。服第三剂,足跟即能着地。又服一剂,而诸证皆除。(刘渡舟医案)

二、芍药甘草附子汤

【药物组成】

芍药　甘草(炙)各三两　附子(炮,去皮、破八片)一枚

【煎服法】

上三味,以水五升,煮取一升五合,去滓,分温三服。(疑非仲景方)

【适应证】

阴阳皆虚而恶寒者。

【原文】

第68条。

【方义】

本方用附子以补阳虚，芍药以和阴血，炙甘草于附子、芍药之间而两补阴阳之虚。

【选注】

陈修园:“方中芍药、甘草苦甘以补阴，附子、甘草辛甘以补阳。附子性猛，得甘草而缓；芍药性寒，得附子而和。且芍、草多而附子少，皆调剂之妙。此阴阳双补之良方也。”(《长沙方歌括》卷二)

丹波元简:“此方于芍药甘草汤中加附子，于四逆汤中去干姜代芍药，阴阳双救之意可自知也。”(《伤寒论辑义》卷二)

【按语】

“发汗，病不解，反恶寒者，虚故也。”这是误发虚人之汗，造成正虚不固的后果。发汗后的恶寒，有表不解者，有正虚者。如汗后脉浮而恶寒，则为表不解，可考虑用桂枝汤；若发汗后，其脉由浮变为沉迟，方为阴阳两虚之候，则用芍药甘草附子汤调补阴阳，其病自愈。

【方歌】

芍药甘草附子汤，汗后阴阳两俱伤；

恶寒不热应温补，芍甘和阴附助阳。

【医案选录】

范某，男，60岁，农民，华容人。因冬月雨天担水不慎摔倒，扭伤腰部，当时疼痛剧烈，行走不便，自觉右侧腰部有冷感。查局部无明显肿胀，但第三、四腰椎右侧有明显压痛，活动时右腰部痛甚，脉、舌无变化。

以芍药甘草附子汤加乳香10克、没药10克，水煎服。并以生姜、葱白共捣热敷患处。服完四剂，痛止。[赵尚久，贺又舜.芍药甘草附子汤的临床运用[J].湖南中医学院学报，1980(1):40-42.]

三、当归四逆汤

【药物组成】

当归三两　桂枝(去皮)三两　芍药三两　细辛三两　甘草(炙)二两　通草二两　大枣(擘)二十五枚(一法十二枚)

【煎服法】

上七味，以水八升，煮取三升，去滓，温服一升，日三服。

【适应证】

脉细欲绝，手足厥冷。

【原文】

第 351 条。

【方义】

本方用桂枝汤（去生姜）滋阴和阳，并疏解风寒；另加当归补血通脉，通草以除邪滞，细辛散寒止痛；多用大枣以监细辛之散，又滋血脉之虚。七药和合，共成养血滋营、温经散寒之剂。

【选注】

成无己："手足厥寒者，阳气外虚，不温四末。脉细欲绝者，阴血内弱，脉行不利。与当归四逆汤，助阳生阴也。"（《注解伤寒论》卷六）

尤在泾："手足厥寒，脉微欲绝者，阳之虚也，宜四逆辈。脉细欲绝者，血虚不能温于四末，并不能荣于脉中也。夫脉为血之府，而阳为阴之先，故欲续其脉，必益其血；欲益其血，必温其经。方用当归、芍药之润以滋之，甘草、大枣之甘以养之，桂枝、细辛之温以行之，而尤借通草之入经通脉，以续其绝而止其厥。"（《伤寒贯珠集》卷八）

【按语】

本方主治手足厥寒，脉细欲绝之证。夫细属血虚，微为阳虚，厥虽略同，而病机则异。本方用桂、芍、草、枣加当归、细辛、通草为补血散寒之计。肝藏血，养血即所以补肝，故本方对厥阴血虚受寒，少腹拘急疼痛和妇人血寒痛经，以及肝经风寒巅头痛等证，都有一定的疗效。

本方可用于血虚之痹证。根据日本《汉方医学》报道，对冻疮无论初期未溃，或久溃不愈，内服外敷都有疗效。近年来还报道治疗早期"雷诺氏病"，也值得推荐。

【方歌】

当归四逆治厥寒，脉细欲绝病非凡；

归芍桂甘枣通细，补血散寒治在肝。

【医案选录】

钱步元，男性，年 38 岁，农民，住新丰公社裕南大队，门诊号 15170，就诊日期 1960 年 12 月 20 日。患者身材高大，体格一般，平时没有生过严重疾病，也无其他不良嗜好。自诉于60年初冬参加内地小型水利工程，清早下沟坑挖泥时，感到两手有麻冷和发青现象，早饭后逐渐消失。工程结束回家后，这种情况一度不见。随着天气渐冷，遇到清早、傍晚在田野干活时，上述症状又告出现，并且发展到两脚及面部。青紫颜色最深时，达到像丈青卡叽布的样子。只要环境转暖，青紫处就渐渐转变消失。患者对此痛苦虽不太大，然而心理上异常惊惧。经其亲戚介绍来我院就诊。当时患者系骑自行车冒朔风而来，初进科室面部青紫斑斑，尤以鼻尖、耳轮几乎成青黑色；两手青紫上及腕际，指尖更甚。拇指亦紫，但较其他四指为淡（足部未检查）。诊得体温35℃，上肢冷及腕以上，脉象细微、重按始见。因室内设有火炉，温度较高，患者青紫部四周渐起红晕，约历半小时以上患部完全转为正常。束臂试验阴性。血小板计数正常。

根据以上情况，初步诊断为早期雷诺氏病。从这些临床症状，按照祖国医学辨证施治的精神进行了分析归纳，认为其病理机转系属：阳气虚弱不能温营四末为病之本，寒邪外袭血脉凝涩为病之标。考仲景《伤寒论》对手足厥冷、脉细欲绝者主之以当归四逆汤，内有久寒者加吴茱萸、生姜。其温阳、活血、驱寒、散结之功能与本病颇合。当即处方：

川桂枝三钱，当归尾三钱，京赤芍二钱，北细辛八分，木通二钱，吴茱萸二钱，艾叶一钱五分，桃仁泥三钱，杜红花一钱五分，炙甘草八分，红枣五枚，鲜生姜三片。嘱服三帖。

一星期后前来复诊，已稍有好转。继守原方，服至30余帖，病遂不再发。经访问至今未复发。[朱遇春．用加味当归四逆汤治愈早期雷诺氏病[J]. 江苏中医，1963(6):15-17.]

四、当归四逆加吴茱萸生姜汤

【药物组成】

当归三两　芍药三两　甘草（炙）二两　通草二两　桂枝（去皮）三两　细辛三两　生姜（切）半斤　吴茱萸二升　大枣（擘）二十五枚

【煎服法】

上九味，以水六升，清酒六升和，煮取五升，去滓，温分五服。（一方，水、酒各四升）

【适应证】

当归四逆汤证兼见厥阴肝经受寒的腹痛、呕吐等证。

【原文】

第 352 条。

【方义】

当归四逆汤治血虚寒凝，可温经通脉；再加吴茱萸、生姜辛苦而降，温中散寒，以暖肝胃，降逆止呕，而治小腹疼痛。

【选注】

尤在泾："若其人内有久寒者，必加吴茱萸、生姜之辛以散之，而尤借清酒之濡经浃脉，以散其久伏之寒也。"（《伤寒贯珠集》卷八）

【按语】

内有久寒，是说内有陈寒积冷，不只在经，而已深入于脏，故有胃脘冷痛、呕吐之症。当归四逆加吴茱萸、生姜，温经以散脏寒。此方不用干姜、附子者，因阴血虚微，刚药恐反劫阴故也。

【方歌】

当归四逆加萸姜，清酒烹来效始彰；

内有久寒厥阴是，药分五次缓服康。

【医案选录】

白某，女，36 岁。经期参加劳动，汗出衣湿，入厕小解时，风吹下体，顿觉不适，返家后而少腹拘急疼痛难忍。切其脉弦细，视其舌则淡。辨为血虚受寒，邪客肝经之证。

为疏：当归 12 克，白芍 12 克，桂枝 10 克，炙甘草 6 克，通草 6 克，细辛 6 克，大枣 15 枚。

服三剂而腹痛瘳。（刘渡舟医案）

干姜汤类概述

干姜汤类共有三方，即干姜附子汤、干姜黄芩黄连人参汤和理中汤。干姜附子汤治阳虚阴盛的昼日烦躁证。干姜黄芩黄连人参汤则治饮食入口即吐的寒热阻格证。理中汤则治脾阳不运，寒湿内生的呕吐下利等证。

理中汤又名人参汤，应列入人参汤类，因人参难于类聚，故列于干姜汤类下，而一并论述。

一、干姜附子汤

【药物组成】

干姜一两　附子（生用、去皮、切八片）一枚

【煎服法】

上二味，以水三升，煮取一升，去滓，顿服。

【适应证】

昼日烦躁不得眠，夜而安静，不呕不渴，身无大热，脉沉微。

【原文】

第 61 条。

【方义】

本方系四逆汤去甘草而成。附子、干姜大辛大热，破阴回阳。因病势急迫，故不用甘草之缓恋，以利于姜附之回阳。浓煎一次顿服，俾药力集中，收效更速。

【选注】

柯韵伯：“故制茯苓四逆，固阴以收阳。先下后汗，于法为逆，而表症反解，内不呕渴，似于阴阳自和，而实妄汗亡阳，所以虚阳扰于阳分，昼则烦躁也，故专用干姜、附子，固阳以配阴。二方皆从四逆加减，而有救阳救阴之异。茯苓感天地太和之气化，不假根而成，能补先天无形之气，安虚阳外脱之烦，故以为君。人参配茯苓，补下焦之元气；干姜配生附，回下焦之元阳。调以甘草之甘，比四逆为缓，固里宜缓也。姜附者，阳中之阳也。用生附而去甘草，则势力更猛，比四逆为峻，回阳当急也。一去甘草，一加茯苓，而缓急自别。加减之妙，见用方之神乎！”（《伤寒来苏集·伤寒附

翼》卷下）

喻昌："用附子、干姜以胜阴复阳者，取飞骑突入重围，搴旗树帜，使既散之阳望帜争趋，顷之复合耳。不知此义者，加增药味，和合成汤，反牵制其雄入之势，必至迂缓无功。"（《医门法律》卷二）

【按语】

烦躁一证，统而言之，有阴阳之别。烦躁属阳热实证者，人所易知，而属里虚之阴躁者，最易被人忽略。本方所主之烦躁，为下后复汗，阳衰阴盛，而阳为阴格，欲争无力之象。虚阳得其时始争，故昼日烦躁；失时则力弱不能争，故夜而安静。阳不胜阴，气血皆寒，而反身有微热，阳亡于外而欲脱欤？故急投本方，追回散失之阳气。

本方与茯苓四逆汤同为治阳虚烦躁之方，但两方的作用有别。彼为汗下后，阴阳两虚，故用以回阳救阴；此为汗下后，阳虚阴盛，故用以扶阳抑阴。

【方歌】

干姜附子治少阴，阳虚烦躁夜则宁；

不呕不渴无表证，身无大热脉微沉。

【医案选录】

李东垣治一人，目赤，烦渴引饮，脉七八至，按之则散，此无根之脉。用姜、附加人参，服之愈。（摘《名医类案》卷五《恶热》）

二、干姜黄芩黄连人参汤

【药物组成】

干姜　黄芩　黄连　人参各三两

【煎服法】

上四味，以水六升，煮取二升，去滓，分温再服。

【适应证】

治"寒格"误用吐下，饮食入口即吐。

【原文】

第 359 条。

【方义】

干姜辛开，以散气结；芩连苦寒，以降胃逆；并以人参补中益气，以恢复吐后之虚。

【选注】

章虚谷:“病者本自中寒,而又伤外寒,则当温中解表,庸下之医复吐下之,其寒气格拒,更逆而吐下。若食入口即吐者,阻在上脘,阴阳不相交通,故以干姜、芩、连寒热并用,通其阴阳,辛苦开泄以降浊,人参补正以升清,则中宫和而上吐下利可止矣。”(《医门棒喝·伤寒论本旨》卷四)

柯韵伯:“妄吐下后,食入口即吐,是为食格,此肺气胃气受伤之别也。入口即吐,不使少留,乃火炎上之象,故苦寒倍于辛热。不名泻心者,以泻心汤专为痞硬之法耳。要知寒热相结于心下,而成痞硬,寒热相阻于心下,而成格逆,源同而流异也。”(《伤寒来苏集·伤寒附翼》卷上)

【按语】

章、柯二氏之注均很精当。柯氏指出本方所治系寒热格拒证,与寒热互结致痞的泻心汤证源同而流异,立论更为精辟。本方与半夏、生姜、甘草等泻心汤同取辛开苦降甘调法,同治脾胃升降失常,寒热错杂之证,但二者的主证有所不同。泻心汤证以痞为主,呕、利为次;本证以呕为主,未及于心下痞,说明虽见寒热相阻,逆而作吐,但还未达到气痞的程度。因证候较轻,故制方用药仅用泻心之半而已。

本汤证的辨证着眼点在于“食入口即吐”。王冰曰:“内格呕逆,食不得入,是有火也。”陆渊雷云:“凡朝食暮吐者,责其胃寒;食入即吐者,责其胃热。”陈修园亦以为此证乃火郁作吐,若以生姜代干姜更有妙义。

【方歌】

干姜芩连与人参,辛开苦降法超群;
四物平行各三两,诸凡格拒此方珍。

【医案选录】

白叶乡林某,五十岁,患胃病已久。近来时常呕吐,胸间痞闷,一见食物便产生恶心感。有时勉强进食少许,有时食下即呕,口微燥,大便溏泄,一日两三次,脉虚数。我与干姜黄芩黄连人参汤。

处方:横纹潞五钱,北干姜三钱,黄芩二钱,黄连一钱五分。水煎,煎后待稍和时分四次服……

服一剂后,呕恶、泄泻均愈。因病者中寒为本,上热为标;现标已愈,应扶其本。乃仿照《内经》“寒淫于内,治以甘热”之旨,嘱病者购生姜、红枣各一斤,切碎和捣,于每日三餐蒸饭时,量取一酒盏置米上蒸熟,饭后服食。取生姜辛热散寒和胃气,大枣甘温健脾补中,置米上蒸熟,是取得

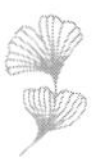

谷气而养中土。服一疗程后(即尽两斤姜枣),胃病几瘥大半,食欲大振。后病,又照法服用一疗程,胃病因而获愈。(摘俞长荣编著《伤寒论汇要分析》)

三、理中丸(汤)

【药物组成】

人参　干姜　甘草(炙)　白术各三两

【煎服法】

上四味,捣筛,蜜和为丸,如鸡子黄许大。以沸汤数合,和一丸,研碎,温服之,日三四、夜二服。腹中未热,益至三四丸,然不及汤。汤法:以四物依两数切,用水八升,煮取三升,去滓,温服一升,日三服。服汤后,如食顷,饮热粥一升许,微自温,勿发揭衣被。

【加减法】

若脐上筑者,肾气动也,去术,加桂四两;吐多者,去术,加生姜三两;下多者,还用术;悸者,加茯苓二两;渴欲得水者,加术,足前成四两半;腹中痛者,加人参,足前成四两半;寒者,加干姜,足前成四两半;腹满者,去术,加附子一枚。

【适应证】

腹胀满,时腹自痛,喜温喜按,呕吐,下利,自利不渴,饮食不下,或多涎唾,舌质淡嫩,苔白,脉沉缓迟弱。

【原文】

第159条、386条、396条。

【方义】

人参、炙甘草补中益气,干姜温中去寒,白术健脾燥湿,务使脾阳健运,中阳振奋,寒湿一除,则诸证自愈。

【选注】

柯韵伯:"太阴病,以吐利腹满痛为提纲,是遍及三焦矣。然吐虽属上,而由于腹满,利虽属下,而由于腹满,皆因中焦不治以致之也。其来由有三:有因表虚而风寒自外入者,有因下虚而寒湿自下上者,有因饮食生冷而寒邪由中发者,总不出于虚寒。法当温补以扶胃脘之阳,一理中而满痛吐利诸症悉平矣。故用白术培脾土之虚,人参益中宫之气,干姜散胃中之寒,甘草缓三焦之急也。且干姜得白术,能除满而止吐;人参得甘草,能疗

痛而止利。或汤或丸，随机应变，此理中确为之主剂欤。”（《伤寒来苏集·伤寒附翼》卷下）

【按语】

本方是温运脾阳的主方。所治腹满、腹痛，有时轻时重、喜温喜按的特点。而且此证越泻则腹越满，不因泻下而减轻。所以，它和阳明腑实证的大便燥结，腹满不减，腹痛拒按等证而不相同。

本方有丸汤之分，若用蜜丸，适用于慢性脾胃虚寒证；若用汤服，适用于寒邪直中太阴，病情较急者，以求速效。

本方一名人参汤，《金匮要略》用以治疗胸痹虚证，症见：心中痞气，气结在胸，胸满，胁下逆抢心，兼见四肢逆冷，少气倦怠，脉象沉迟等。

本方加减之法：如兼表证者，则加桂枝；脾肾虚寒的，则加附子；脾虚肠热久利不愈的，则加黄连；阴黄脾虚，小便不利，而脉沉迟者，则加茵陈。

【方歌】

理中白术与人参，干姜炙草四药亲；

脾阳虚衰寒湿甚，腹满吐利脉迟沉。

【医案选录】

黄某，女，35岁。患水肿病新瘥，面部仍有轻微浮肿，面色淡黄，唇色不荣。近日胃脘作痛，绵绵不休，口中干燥，大便三日未通，脉象沉涩，舌白而干。

我拟理中汤一剂，方用：

党参四钱，白术三钱，干姜二钱，炙草三钱。

门人问：口燥便秘而用理中汤，岂不怕使燥结更甚吗？我说：此证乃脾虚中阳不振，运化失司，水津不布，津液不上输故口燥舌干，不下行故大便秘。是太阴里虚寒，而非阳明里实热证，从患者病史及面色、脉象可知。其痛绵绵不休，腹无硬结，不拒按，是虚痛，故用理中汤温中健脾，使脾阳振奋，津液得行，所有症状即可解除。

次日复诊，大便已通，口舌转润，胃脘痛随之而减，遂与六君子汤以善其后……（摘《伤寒论汇要分析》）

赤石脂汤类概述

赤石脂汤类共有二方：一名赤石脂禹余粮汤，治疗下焦下利，由于下焦滑脱而不能固涩所致；一名桃花汤，治疗少阴病下利便脓血，由于下焦不约，气病及血所致。

总而言之，赤石脂类为温涩固脱之剂。两方皆治下利，皆有涩肠固下的作用，但对热湿相蕴的下利后重、口渴欲饮等证，则是绝对禁用。

一、赤石脂禹余粮汤

【药物组成】

赤石脂（碎）一斤　太一禹余粮（碎）一斤

【煎服法】

上二味，以水六升，煮取二升，去滓，分温三服。

【适应证】

治疗少阴病虚寒下利，日久不止，下焦滑脱，肾关失约之证。

【原文】

第159条。

【方义】

赤石脂甘温而涩，有填补下焦、涩肠固脱的作用；禹余粮能补脾涩肠。二药合用，为涩以固脱之法。

【选注】

柯韵伯："夫大肠之不固，仍责在胃；关门之不闭，仍责在脾……石者，土之刚也。二石皆土之精气所结，味甘归脾，气冲和而性凝静，用以固堤防而平水土，其功胜于草木耳。且石脂色赤入丙，助火以生土，余粮色黄入戊，实胃而涩肠，用以治下焦之际，实以培中宫之本也。"（《伤寒来苏集·伤寒附翼》卷上）

【按语】

本方所治之下利，是滑泄不禁，为下元不固，大肠滑脱所致。仲景立固涩一法而别开生面。

赤石脂、禹余粮均难溶于水，而奏治疗之功，可能与它们所含的微量元素有关。若参照桃花汤服法,将二药研细末,煎其一半,调服药末一半,使药吸着肠壁,则效果更好。

本方治崩中、漏下、白带、脱肛。凡脾虚下陷或肾虚不固等所致疾患,方中加入此药,以求其效。

【方歌】

赤石禹粮两药珍,大便滑脱利不禁;

理中不应宜此法,涩以固脱是指针。

【医案选录】

陈某,男,56岁。患者于十年前,因便秘努责,导致脱肛,劳累即坠,甚至脱出寸余,非送不入。继之并发痔疮,经常出血,多方治疗不愈。按脉虚细,舌淡,体形羸瘦,肤色苍白,精神委顿,腰膝无力,纳食呆滞,大便溏滑。证属气虚下陷,脾肾阳微。

以:赤石脂、禹余粮各五钱,菟丝子、炒白术各三钱,补骨脂二钱,炙甘草、升麻、炮干姜各一钱五分。

服三剂后,直肠脱出能自缩入,粪便略调。继服三剂,肠脱未出肛口,大便正常,食欲增加。后随证略为损益,继服六剂,脱肛完全治愈。同时,如黑枣大的痔疮缩小为黄豆大。一年后复诊,见其肤色润泽,精神饱满,询知脱肛未复发。[邱寿松·赤石脂禹余粮汤加味治疗脱肛[J]. 浙江中医杂志,1966,9(2):22.]

二、桃花汤

【药物组成】

赤石脂一斤(一半全用,一半筛末)　干姜一两　粳米一升

【煎服法】

上三味,以水七升,煮米令熟,去滓,温服七合,内赤石脂末方寸匕,日三服。若一服愈,余勿服。

【适应证】

泻下脓血,滑脱不禁,暗淡不鲜,腹痛绵绵,喜温喜按,口淡不渴,小便不利,神疲乏力,舌淡苔白,脉弱无力。

【原文】

第306条、307条。

【方义】

赤石脂甘温而涩，有调中固脱之功；干姜辛热，守而不走，能温中止利；又益以粳米之甘，而充养胃气，以滋养化源。

【选注】

成无已：“涩可去脱，赤石脂涩以固肠胃；辛以散寒，干姜之辛以散里寒；粳米之甘，以补正气。”（《注解伤寒论》卷六）

【按语】

下焦下利，阳损及阴而血脉损伤，遂致脓血夹杂而滑脱不禁，这与起病急暴，腹痛拒按，里急后重，口渴喜饮而小便短赤的湿热下利，不能混为一谈。本方温中固脱，涩肠止利，若酌加参芪补虚之品亦无不可。

赤石脂一半用粉末冲服，意在令其附着肠道，以加强收敛而保护肠黏膜。

【方歌】

桃花石脂米干姜，少阴下利脓血方；

温固下焦和胃气，汤末搭配力方彰。

【医案选录】

程某，男，56 岁。患肠伤寒住院治疗 40 余日，基本已愈。唯大便泻下脓血，血多而脓少，日行三四次，腹中时痛，屡治不效。其人面色素来不泽，手脚发凉，体疲食减，六脉弦缓，舌淡而胖大。

此证为脾肾阳虚，寒伤血络，下焦失约，属少阴下利便脓血无疑，且因久利之后，不但大肠滑脱，而且气血虚衰亦在所难免，治当温涩固脱保元。

赤石脂 30 克（一半煎汤，一半研末冲服），炮姜 9 克，粳米 9 克，人参 9 克，黄芪 9 克。

服三剂而血止，又服三剂，大便不泻而体力转佳。转方用归脾汤加减，巩固疗效而收功。（摘《伤寒论通俗讲话》）

四逆汤类概述

四逆汤类计有九方，方方皆有附子，用治少阴病阳虚的寒化证。少阴寒证，若验之于脉，则脉沉而缓，或微细如丝，而按之无神。若验之于舌，则舌带糙米色，或如猪腰，或如淡墨，或白苔而润，或无苔而燥，或舌短不能伸。此证口淡而不渴，或渴不欲饮，或欲饮热汤，反映了少阴阳虚不能化生津液，治疗当用四逆汤扶阳以胜阴。然少阴寒盛之极，则有格阳之变，而见反常之象，往往使人难以辨认。如阴寒内盛，而反发热面赤，烦躁不安，其人欲揭去衣被，口渴欲饮冷水等证，此乃阴盛格阳之假热。若误认为真热，投以寒凉药物，则必加速其死。为此，少阴病当凭脉辨证，不论脉之浮沉大小，但觉指下无力，而按之筋骨全无者，则反映了内有伏阴，阳气不足之候，即不得冒进凉药，如误用则亡阳必死。

凡阴盛格阳之证，如见身热、烦躁、面赤等象，只要细心察其脉证，其中必有真伪之辨，贵在细心而已。治疗之法，急以通脉四逆汤，信用人参、附子，以接其真阳之气，方为紧要之治。也有寒中少阴，埋没真阳，肌肤皲裂无汗，又见种种寒象，可急用白通汤破阴散寒，以回其阳。若真阳素虚，腠理素疏，阴盛于内，逼阳于外，而汗出淋漓不止，则应急投通脉四逆加猪胆汁汤，补阳以摄阴，潜纳元阳以固根本。如果少阴寒盛于里，使人吐利交作，此时阴阳皆虚，治当阴阳兼顾。若单用白通汤治阳而遗阴，则势必劫阴走液，可发生心烦、干呕、无脉等证。同时，对原有厥利之证，则必加重。所以，治疗当用白通汤加人尿、猪胆汁，以“引阳入阴”达成“从治”之义，而且又能双补阴阳，使阴阳自和。如果少阴病阳虚于下，镇水无权，则水气无制而泛滥成灾，如水在上则见咳逆，水在中则见呕吐，水在下则见小便不利而大便泄泻，同时还可伴见头眩、心悸、筋惕肉瞤、振振欲擗地等证，治疗则用真武汤扶阳祛寒，镇水消阴。此外，复有少阴病而脾肾阳气皆虚，元气不得充养，出现背部恶寒而口中不燥，或脉微肢厥而骨节疼痛等证，治疗则用附子汤扶阳培元，温寒消阴以祛邪。

以上所述，实为四逆汤类治疗之大略。

一、四逆汤

【药物组成】

甘草(炙)二两　干姜一两半　附子(生用、去皮,破八片)一枚

【煎服法】

上三味,以水三升,煮取一升二合,去滓,分温再服。(强人可大附子一枚,干姜三两)

【适应证】

治脉微细,但欲寐,或四肢厥逆,或自利而渴,小便清长,舌质淡,苔白润。

【原文】

第29条、91条、92条、225条、277条、323条、324条、353条、354条、372条、377条、388条、389条。

【方义】

《素问·至真要大论》曰:"寒淫于内,治以甘热。"本方以甘草为君,取其甘温,得干姜之辛热以温中散寒,得附子之辛热以温肾回阳,合为温补脾肾、回阳救逆之方。

【选注】

成无己:"《内经》曰:寒淫于内,治以甘热。又曰:寒淫所胜,平以辛热。甘草姜附相合,为甘辛大热之剂,乃可发散阴阳之气。"(《注解伤寒论》卷二)

吴谦等:"方名四逆者,主治少阴中外皆寒,四肢厥逆也。君以甘草之甘温,温养阳气;臣以姜附之辛温,助阳胜寒。甘草得姜附,鼓肾阳温中寒,有水中暖土之功。姜附得甘草,通关节走四肢,有逐阴回阳之力。肾阳鼓、寒阴消,则阳气外达而脉自升,手足自温矣。"(《医宗金鉴·订正仲景全书伤寒论注》卷七)

【按语】

本方是治疗三阴寒证的主方。如太阴病之腹痛下利,完谷不化;少阴病之恶寒身蜷,脉微但欲寐;厥阴病之表热里寒,手足厥冷。此外,也有在三阳阶段误治,而使阳气大虚,或素体阳虚,复感外邪的少阴伤寒。总之,凡是疾病发展到心肾阳虚,而出现全身阳气不足,阴寒内盛的严重阶段,都可投用本方以回阳救逆。

本方能兴奋心肌，升高血压，促进血液循环，并增强胃肠功能，故常用其配合治疗心肌梗死、心源性休克、脑血管意外，以及大出血、大汗出或大吐泻后而阳气虚衰等证。但是，附子含有乌头碱，如果服用剂量过大，煎煮时间又短，或者对药物过于敏感，则可使人中毒。为了安全起见，用附子入药时宜慢火久煎，方能减低毒性。

【方歌】

四逆生附老干姜，炙草将将有专长；

少阴阳虚肢不暖，吐利烦躁欲寐方。

【医案选录】

唐叟，年逾古稀。冬月感寒，头痛发热，鼻流清涕。自服羚翘解毒丸六丸，自觉精神甚疲，而且手足发凉。其子恳余诊，切脉未久，唐即侧头欲睡，握其手，凉而不温。切其脉不浮而反沉，视其舌则淡嫩而白。

余曰：此少阴伤寒，肾阳已虚，如再进凉药，恐生叵测，法当急温，以回肾阳。

与四逆汤，服一剂，精神转佳。再剂，手足转温而愈。（刘渡舟医案）

二、四逆加人参汤

【药物组成】

甘草（炙）二两　附子（生、去皮、破八片）一枚　干姜一两半　人参一两

【煎服法】

上四味，以水三升，煮取一升二合，去滓，分温再服。

【适应证】

治疗虚寒下利，阳亡液脱，症见：恶寒，脉微，下利虽止而恶寒脉微等证仍在。

【原文】

第385条。

【方义】

四逆汤回阳救逆，加人参益气生津，为回阳复脉之法。

【选注】

成无己："恶寒脉微而利者，阳虚阴胜也；利止则津液内竭，故云亡血。《金匮玉函》曰：水竭则无血。与四逆汤温经助阳，加人参生津液益血。"

(《注解伤寒论》卷七)

张路玉:“亡血本不宜用姜附以损阴,阳虚又不当用归芍以助阴。此以利后恶寒不止,阳气下脱已甚,故用四逆以复阳为急也。其所以加人参者,不特护持津液,兼阳药得之愈加得力耳。设误用阴药,必致腹满不食,或重加泄利呕逆,转成下脱矣。”(《伤寒缵论》卷上)

【按语】

陆渊雷云:“津伤而阳不亡者,其津自能再生;阳亡而津不伤者,其津亦无后继。”本方立方之旨,仍以四逆汤温经回阳为本,以阳回而津方生。然大辛大热之剂,又恐有伤阴之弊,故加人参大补元气以生津血。如是则阳回阴复,方能转危为安。

临床凡见阳气虚衰,脉微欲绝,兼有亡血津枯者,皆可用本方治疗,不必囿于吐利之一端。

【方歌】

四逆加参治何为,下利多时阴亦摧;

四逆扶阳参滋血,更取中州化精微。

【医案选录】

张某,女性,中年。……胸中满闷,手足发凉,脉搏沉迟。西医曾诊断为心动过缓症,但无有效疗法,转求中医诊治。

予为处四逆加人参汤方,五六剂痊愈,后未再发。(摘《伤寒解惑论》)

三、茯苓四逆汤

【药物组成】

茯苓四两　人参一两　附子(生用、去皮、破八片)一枚　甘草(炙)二两　干姜一两半

【煎服法】

上五味,以水五升,煮取三升,去滓,温服七合,日二服。

【适应证】

治疗恶寒,四肢厥冷,下利清谷,烦躁,心悸,或小便不利,脉沉微。

【原文】

第69条。

【方义】

本方即四逆汤加人参、茯苓而成。方用四逆汤回阳救逆;加茯苓、人

参，补气益阴，宁心安神。

【选注】

成无己："四逆汤以补阳，加茯苓、人参以益阴。"（《注解伤寒论》卷三）

柯韵伯："未经汗下而烦躁，为阳盛；汗下后而烦躁，是阳虚。汗多既亡阳，下多又亡阴，故热仍不解。姜附以回阳，参苓以滋阴，则烦躁止而外热自除。此又阴阳双补法。"（《伤寒来苏集·伤寒论注》卷四）

【按语】

本方与四逆加人参汤同属回阳益阴之剂，但本方主治证候，较四逆加人参汤又多一烦躁证，故更增茯苓，以宁心安神。

【方歌】

茯苓四逆少阴虚，心肾阴阳已不支；
补阳生附姜甘草，扶阴参苓两药施。

【医案选录】

故友段某，素体衰弱，形体消瘦，患病年余，久治不愈。证见两目欲脱，烦躁欲死，以头冲墙，高声呼烦。家属诉：起初微烦头疼，屡经诊治，因其烦躁，均用寒凉清热之剂，多剂无效，病反增剧。面色青黑，精神极惫，气喘不足以息，急汗如油而凉，四肢厥逆，脉沉细欲绝。拟方如下：

茯苓一两，高丽参一两，炮附子一两，炮干姜一两，甘草一两。急煎服之。

服后，烦躁自止。后减其量，继服十余剂而愈。[周连三，唐祖宣．茯苓四逆汤临床运用经验[J]. 中医杂志，1965(1):28-30.]

四、通脉四逆汤

【药物组成】

甘草(炙)二两　附子(生用、去皮、破八片，大者)一枚　干姜三两(强人可四两)

【煎服法】

上三味，以水三升，煮取一升二合，去滓，分温再服。(其脉即出者愈)

【加减法】

面色赤者，加葱九茎；腹中痛者，去葱，加芍药二两；呕者，加生姜二两；咽痛者，去芍药，加桔梗一两；利止脉不出者，去桔梗，加人参二两。病皆与方相应者，乃服之。

【适应证】

治疗手足厥逆，下利清谷，汗出，身反不恶寒，面色赤，或腹痛，或干呕，或咽痛，或利止脉不出，舌淡，脉微欲绝。

【原文】

第317条、370条。

【方义】

本方与四逆汤药味相同，唯姜附用量较大，取大辛大热之剂，以破在内之阴寒，而壮少阴之阳气，庶外越之阳可返，欲绝之脉可复。

【选注】

陈修园："阳气不能运行，宜四逆汤；元阳虚甚，宜附子汤；阴盛于下，格阳于上，宜白通汤；阴盛于内，格阳于外，宜通脉四逆汤。盖以生气既离，亡在顷刻，若以柔缓之甘草为君，岂能疾呼散阳而使返耶？故倍用干姜，而仍不减甘草者，恐散涣之余，不能当姜附之猛，还借甘草以收全功也。若面赤者，虚阳上泛也，加葱白引阳气以下行；腹中痛者，脾络不和也，去葱加芍药以通脾络；呕者，胃气逆也，加生姜以宣逆气；咽痛者，少阴循经上逆也，去芍药之苦泄，加桔梗之开提；利止脉不出者，谷气内虚，脉无所禀而生，去桔梗加人参以生脉。"（《长沙方歌括》卷五）

【按语】

本方所主为阴盛格阳之证，其突出表现为里寒外热、脉微欲绝、身反不恶寒、面色赤，反映阳气虚衰，阴寒内盛，阴阳格拒，较四逆汤证更有亡阳欲脱之势，故急用本方宣通内外，破阴而回阳。

后世一些医家对本方的药物组成持有不同的看法，如柯韵伯、钱潢、汪琥等人认为：本方条文中已明言有"脉微欲绝""面色赤"等证，故人参、葱白两药势在必用，不应附于方后待证而用。如方中无人参、葱白，则不得名"通脉"，此说应从。

【方歌】

通脉四逆草附姜，加重剂量另名方；

手足厥逆吐利甚，脉搏不出急回阳。

【医案选录】

冯氏子年十六，病伤寒，目赤而烦渴，脉七八至。医欲以承气汤下之，已煮药，而李适从外来，冯告之故。李切脉，大骇曰：几杀此儿！《内经》有言：在脉诸数为热，诸迟为寒。今脉八九至，是热极也。殊不知《至真要大论》曰：病有脉从而病反者何也？岐伯曰：脉至而从，按之不鼓，诸阳皆然。王注云：言病热而脉数，按之不动，乃寒盛格阳而致之，非热也。此传而为阴症矣。令持姜附来，吾当以热因寒用之法治之。药未就，而病者爪甲已青，顿服八两，汗渐出而愈。（摘《名医类案》卷一《伤寒》）

五、通脉四逆加猪胆汁汤

【药物组成】

甘草（炙）二两　干姜三两（强人可四两）　附子（生、去皮、破八片，大者）一枚　猪胆汁半合

【煎服法】

上四味，以水三升，煮取一升二合，去滓，内猪胆汁，分温再服，其脉即来。（无猪胆，以羊胆代之）

【适应证】

治吐下之后，阳亡阴脱，吐无可吐，利无可利，更见汗出而厥，四肢拘急不解，脉微欲绝等症。

【原文】

第390条。

【方义】

本方即通脉四逆汤加猪胆汁而成。以通脉四逆汤峻补其阳，以消在内之阴；更佐猪胆汁，以滋津液之虚，而敛浮游之热。

【选注】

成无己："吐已下断，津液内竭，则不当汗出；汗出者，不当厥。今汗出而厥，四肢拘急不解，脉微欲绝者，阳气大虚，阴气独胜也。若纯与阳药，恐阴为格拒，或呕或躁，不得复入也；与通脉四逆汤加猪胆汁，胆苦入心而通脉，胆寒补肝而和阴，引置阳药不被格拒。《内经》曰：微者逆之，甚者从之。此之谓也。"（《注解伤寒论》卷七）

【按语】

本方所主，系阳亡阴竭的危候，病势较通脉四逆汤更进一层。从条文来看，吐下已止，若肢温脉复，当是阳回欲愈的佳兆。今反见汗出而厥，四肢拘急，脉微欲绝，此乃阳亡于外、液脱于内的重证。病至如此，若单用通脉四逆汤回阳救逆，深恐阳药再伤其阴，又恐阴寒内拒而药不得入，故于通脉四逆汤中再加猪胆汁之苦寒，既导阳入阴，又能和阴降逆。

【方歌】

通脉四逆治亡阳，再加胆汁救阴伤；

吐已下断烦呕甚，津液枯竭用此汤。

【医案选录】

邻乡周某，年届弱冠。大吐大泻之后，汗出如珠，厥冷转筋，干呕频频，面如土色，肌肉消削，眼眶凹陷，气息奄奄，脉象将绝，此败象毕露，许为不治矣。而病家苦苦哀求，姑尽最后手段。着其即觅大猪胆两个，处方用：

炮附子三两，干姜五两，炙草九钱。一边煎药，一边灌猪胆汁，幸胆汁纳入不久，干呕渐止。药水频投，徐徐入胃矣。

是晚再诊，手足略温，汗止，惟险证尚在。再处方：炮附子二两，川干姜一两五钱，炙甘草六钱，高丽参三钱。即煎继续投药。

翌日巳时过后，仍未见来，定是凶多吉少。疑料之际，其家人来说："昨晚服药后呻吟辗转，渴饮，请先生为之清热。"观其意嫌昨日用姜附太多也。讵至则见病人虽有烦躁，但能诉出所苦，神志渐佳，诊其脉亦渐显露，凡此皆阳气复振机转；其人口渴、心烦不耐、腓肌硬痛等证出现，原系大吐大泻之后，阴液耗伤过甚，无以濡养脏腑肌肉所致。阴病见阳证者生，且云今早有小便一次，俱佳兆也。照上方加茯苓五钱，并以好酒用力擦其硬痛处。如是者两剂而烦躁去，诸证悉减。再两剂而神清气爽，能起床矣。后用健运脾胃、阴阳两补诸法，佐以食物调养数日复原。[许大彭．许小逊先生医案[J]. 广东医学，1963(2)：35-36.]

六、真武汤

【药物组成】

茯苓三两　芍药三两　白术二两　生姜（切）三两　附子（炮、去皮、破八片）一枚

【煎服法】

上五味，以水八升，煮取三升，去滓，温服七合，日三服。

【加减法】

若咳者，加五味子半升、细辛一两、干姜一两；若小便利者，去茯苓；若下利者，去芍药，加干姜二两；若呕者，去附子，加生姜，足前为半斤。

【适应证】

治心下悸，头眩，肌肉瞤动，四肢沉重或疼痛，体疲难支而振振欲擗

地，腹痛，小便不利，或咳、或呕、或下利、或全身浮肿，舌质淡，苔白或水滑，脉沉微。

【原文】

第82条、316条。

【方义】

炮附子辛温大热，扶阳消阴；生姜辛温，散寒行水；茯苓、芍药利小便，伐水邪；白术健脾运湿，培土以制水。合为温阳消阴，祛寒镇水之剂。

【选注】

吴谦等："用附子之辛热，壮肾之元阳，而水有所主矣；白术之苦燥，建立中土，而水有所制矣；生姜之辛散，佐附子以补阳，温中有散水之意；茯苓之淡渗，佐白术以健土，制水之中有利水之道焉。而尤妙在芍药之酸敛，加于制水、主水药中，一以泻水，使子盗母虚，得免妄行之患；一以敛阳，使归根于阴，更无飞越之虞。孰谓寒阴之品，无益于阳乎？"（《医宗金鉴·订正仲景全书伤寒论注》卷七）

【按语】

阳盛则动风，阴盛则动水，此乃病之常也。令水寒之邪由下而上，从内之外，或表或里，或上或下，浩浩荡荡，势不可遏，所以然者，肾阳虚衰不能镇水，而水寒之邪得以泛滥，故用真武汤扶阳以消阴，祛寒而镇水。

方中芍药除有监附子之悍以外，又有利尿去水之效。考《神农本草经》有芍药"利小便"之说，亦不可不知。

据报道，本方对肺源性心脏病、风湿性心脏病续发心力衰竭的肢体浮肿之证，有可靠疗效。

【方歌】

真武名汤镇水寒，扶阳法中有心传；
附术苓芍生姜共，肉惕心悸小便难。

【医案选录】

滑伯仁治一人，七月病发热。或令服小柴胡汤，升发太过，多汗亡阳，恶寒甚，筋惕肉瞤。视其脉微欲绝。以真武汤七八服，稍愈，服附子八枚而痊。（摘《名医类案》卷五《恶寒》）

七、白通汤

【药物组成】

葱白四茎　干姜一两　附子(生、去皮、破八片)一枚

【煎服法】

上三味,以水三升,煮取一升,去滓,分温再服。

【适应证】

治少阴病背恶寒,手足厥逆,下利清谷,面赤,脉微或沉伏。

【原文】

第314条、315条。

【方义】

本方系四逆汤减甘草加葱白而成。方用姜附回阳以治厥;葱白宣通阳气以解阴凝。此方补阳之中而有散寒之义,故亡阳汗出者,则应忌服为告。

【选注】

吴谦等:"少阴病但欲寐、脉微细,已属阳为阴困矣。更加以下利,恐阴降极、阳下脱也。故君以葱白,大通其阳而上升;佐以姜附,急胜其阴而缓降,则未脱之阳可复矣。"(《医宗金鉴·订正仲景全书伤寒论注》卷七)

【按语】

少阴病阳虚下利,治用四逆汤,理应愈矣。若服汤无效,而脉微反甚,此乃阴盛于内,阳气受阻而不得温,所以徒补阳而不破阴则力犹未及,故改用白通汤治疗。

【方歌】

白通汤治少阴寒,阳虚下利非等闲;

葱白四茎姜附一,加入胆尿治呕烦。

【医案选录】

雷某,男,20岁,未婚。素常清早入河中捕鱼,一次偶感风寒,有轻微不适,自认为年壮体健、不以为意,仍旧涉水捕鱼。回家时便发寒战,四肢逆冷,腹痛自利,口干舌燥,先请某医治疗。某医认为阴寒证,但又考虑口干舌燥,未敢断定,建议请我会诊。患者恶寒倦卧,但欲寐,偶醒即呼口燥,索饮热茶,脉沉微,尺部更弱。我说:此少阴阴盛阳越证,急须人参四逆加葱白救治。

某医说:病者未结婚,一向老实,未闻有冶游情事,属纯阳体,怎得少阴病?我说:所谓少阴证,并非单指性交后得病(按:民间向以性交后得病为少阴证)。凡全身虚寒,表现有恶寒,倦卧,手足逆冷,自利,脉微细,但欲寐等证候时,都属少阴范畴。病者目前所呈现症状完全与上述少阴证相符。少阴证为何不用四逆汤而用人参四逆加葱白(即白通汤加味)?其关键正是由于口干舌燥。因本证是阴寒内盛,津液大亏(因自利),孤阳无依而上越,所以口虽燥而喜热饮。故用干姜、附子、炙草扶阳温中散寒,加人参救津液,并需借葱白之辛烈直通阳气。某医听罢深表同意。

遂处:炮附子四钱,干姜三钱,炙甘草二钱,横纹潞一两,葱白三茎。

水煎分两次服。服后,利止,手足转温,诸证均愈。(摘《伤寒论汇要分析》1964 年 4 月第 1 版第 141 页)

八、白通加猪胆汁汤

【药物组成】

葱白四茎　干姜一两　附子(生,去皮,破八片)一枚　人尿五合　猪胆汁一合

【煎服法】

上五味,以水三升,煮取一升,去滓,内胆汁、人尿,和令相得,分温再服。(若无胆,亦可用)

【适应证】

服白通汤不效,更见下利不止,厥逆无脉,干呕心烦等证。

【原文】

第 315 条。

【方义】

本方即白通汤加猪胆汁、人尿而成。白通汤破阴回阳,通达上下,加人尿、猪胆汁之咸寒苦降,益阴滋液,除烦止呕,并能引阳入阴,使热药不致格拒,更好地发挥回阳救逆的作用。

【选注】

吴谦等:“少阴病下利脉微者,与白通汤,下利当止。今利不止,而转见厥逆无脉,更增干呕而烦者,此阴寒盛极,格阳欲脱之候也。若专以热药治寒,寒既甚,必反格拒而不入,故于前方中加人尿、猪胆之阴,以引阳药入阴。经曰:逆者从之。此之谓也。无脉者,言诊之而欲绝也。服汤后,

更诊其脉，若暴出者，如烛烬焰高，故主死。若其脉徐徐微续而出，则是真阳渐回，故可生也。”（《医宗金鉴·订正仲景全书伤寒论注》卷七）

尤在泾：“少阴病，下利脉微者，寒邪直中。阳气暴虚，既不能固其内，复不能通于脉，故宜姜附之辛而温者，破阴固里；葱白之辛而通者，入脉引阳也。若服汤已，下利不止，而反厥逆无脉，干呕烦者，非药之不中病也，阴寒太甚，上为格拒。王太仆所谓甚大寒热，必能与违性者争雄，异气者相格也。故即于白通汤中加人尿之咸寒、猪胆汁之苦寒，反其佐以同其气，使不相格而适相成。《内经》所谓寒热温凉，反从其病是也。脉暴出者，无根之阳发露不遗，故死。脉微续者，被抑之阳来复有渐，故生。”（《伤寒贯珠集》卷七）

【按语】

本方用人尿、猪胆汁，不仅有“热因寒用”“甚者从之”之意，亦取其滋阴补液、除烦止呕之功。临床应用时，多以童便为佳。本证属阴绝于下，阳越于上，阴阳即将离决的危重之候，故方中似应加入人参为是。由于证情凶险，服用本方后，仍可能出现两种机转：一为脉暴出，即由原来的脉微欲绝而突然变为浮大躁动，重按则无，此是孤阳无根的恶兆；一为脉微续，即脉搏逐渐恢复，乃阳复病退的佳象。

【方歌】

见白通汤方。

【医案选录】

王左，灼热旬余，咽痛如裂，舌红起刺且卷，口干不思汤饮，汗虽畅，表热犹壮，脉沉细，两尺空豁，烦躁面赤，肢冷囊缩。显然少阴证据，误服阳经凉药，苟读圣经，何至背谬若此？危险已极，计惟背城借一。但病之来源名目，虽经一诊道破，尚虑鞭长莫及耳！勉拟仲圣白通汤加胆汁一法，以冀挽回为幸！

淡附子一钱　细辛三分　怀膝一钱（炒）　葱白三个　上肉桂五分　半夏钱半　牡蛎七钱　猪胆汁一个（和入）

微温服。（摘《张聿青医案》[1]）

1 此出处有误，当引自清代张仲华所著《临证经验方·少阴症》。

九、附子汤

【药物组成】

附子(炮,去皮,破八片)二枚　茯苓三两　人参二两　白术四两　芍药三两

【煎服法】

上五味,以水八升,煮取三升,去滓,温服一升,日三服。

【适应证】

治少阴病背恶寒,手足冷,身体痛,骨节痛,口中和,舌淡苔白,脉沉微。

【原文】

第304条、305条。

【方义】

炮附子扶先天之阳气;人参补后天之根本;白术、茯苓则助人参以补脾,更能协附子利水以消阴;芍药则监附子之燥热以和阴血。

【选注】

柯韵伯:"此大温大补之方,乃正治伤寒之药,为少阴固本御邪之剂也……此与真武汤似同而实异。此倍术、附去姜而用参,全是温补以壮元阳;彼用姜而不用参,尚是温散以逐水气。补散之分歧,只在一味之旋转欤。"(《伤寒来苏集·伤寒附翼》卷下)

【按语】

本方参附合用,以峻补元阳之虚;术附合用,以去寒湿之邪;加芍药以监附子之悍。乃为正虚寒盛,身痛背寒而设的治法。背恶寒为少阴阳气虚衰的险兆,所以急用灸法以救阳气,然后用汤方不误事。

【方歌】

附子汤治背恶寒,脉沉口和阳气残;
参附苓术芍药共,更治妊娠腹如扇。

【医案选录】

陈某,男,30岁。初受外感,咳嗽,愈后但觉精神萎靡,食欲不振,微怕冷,偶感四肢腰背酸痛。自认为病后元气未复,未即就医治疗,拖延十余日,天天如是,甚感不适,始来就诊。脉象沉细,面色苍白,舌滑无苔,此乃脾肾虚寒,中阳衰馁。治当温补中宫,振奋阳气。附子汤主之。

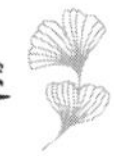

处方：炮附子三钱，白术四钱，横纹潞三钱，杭芍（酒炒）二钱，茯苓三钱。水煎服。

服一剂后，诸症略有瘥减。次日复诊，嘱按原方续服二剂。过数日，于途中遇见，病者愉快告云：前后服药三剂，诸证悉愈，现已下田耕种。……（摘《伤寒论汇要分析》第六章少阴病篇）

杂方类概述

杂方类是指单见的一方一证，而无法进行集中归类，故归于一处加以论述。杂方类共有十一方。第一方是厚朴生姜半夏甘草人参汤，治疗汗后脾虚不运的腹胀满等证；第二方是茵陈蒿汤，治疗湿热发黄的口渴腹满等证；第三方是猪肤汤，治疗少阴虚热的咽痛和胸满心烦等证；第四方是桔梗汤，治疗少阴伏火咽痛，对甘草汤无效之证；第五方是苦酒汤，治疗咽中生疮，语言难出等证；第六方是半夏散及汤，治疗风寒客阻少阴经脉，咽中疼痛等证；第七方是乌梅丸，治疗厥阴病阴阳寒热错杂以及蛔厥等证；第八方是白头翁汤，治疗厥阴湿热下利，下重口渴等证；第九方是吴茱萸汤，治疗呕吐涎沫，胃脘疼痛，头颠作疼，手足厥冷，烦躁不安等证；第十方是烧裈散，治疗伤寒阴阳易证，而以身重少气，头重不举，膝胫拘急为凭；第十一方是牡蛎泽泻散，治疗大病瘥后，腰以下有水气等证。

一、厚朴生姜半夏甘草人参汤

【药物组成】

厚朴（炙，去皮）半斤　生姜（切）半斤　半夏（洗）半升　甘草（炙）二两　人参一两

【煎服法】

上五味，以水一斗，煮取三升，去滓，温服一升，日三服。

【适应证】

发汗或下后，损伤脾气而腹胀满。

【原文】

第 66 条。

【方义】

厚朴苦温，消胀除满；生姜味辛，健胃散痞；半夏辛滑，治心下坚满，佐以人参、炙草补气健脾而复健运之能。此方消满而不伤正，补中而不滞邪，乃消补并行不悖之法。

【选注】

钱潢："厚朴味苦辛而性温，下气开滞，豁饮泄实，故能平胃气而除腹

满。……此虽阳气已伤，因未经误下，故虚中有实。以胃气未平，故以之为君。生姜宣通阳气，半夏蠲饮利膈，故以之为臣。参甘补中和胃，所以益汗后之虚耳。”（《伤寒溯源集》卷二）

【按语】

脾虚不运，痰湿内生，阻碍气机，发而为胀。证属虚中挟实，故立三补七消之法，重用厚朴、生姜、半夏，除实消满；轻施甘草、人参，以补虚扶正。

【方歌】

厚朴夏姜参草寻，善治腹胀妙通神；

脾气不运痰气结，三补七消法超群。

【医案选录】

石顽治总戎陈孟庸，泻利腹胀作痛。服黄芩、白芍之类，胀急愈甚，其脉洪盛而数，按之则濡，气口大三倍于人迎。此湿热伤脾胃之气也。

与厚朴生姜甘草半夏人参汤二剂，痛止胀减，而泻利未已。与干姜黄连人参汤二剂，泻利止而饮食不思。与半夏泻心汤二剂而安。（摘《张氏医通》卷七《大小府门》）

二、茵陈蒿汤

【药物组成】

茵陈蒿六两　栀子（擘）十四枚　大黄（去皮）二两

【煎服法】

上三味，以水一斗二升，先煮茵陈减六升，内二味，煮取三升，去滓，分三服。（小便当利，尿如皂荚汁状，色正赤。一宿腹减，黄从小便去也）

【适应证】

身目俱黄如橘子色，发热无汗，或头部汗出，剂颈而还，小便黄赤短少，大便不畅或秘结，腹微满，口渴心烦，或不欲饮食，或恶心呕吐，舌苔黄腻，脉弦滑数。

【原文】

第236条、260条。

【方义】

茵陈苦平微寒，清热利湿，又能清利肝胆而推陈致新，为治疗黄疸的要药；栀子苦寒，清泄三焦而通调水道；大黄苦寒，荡涤肠胃，以泻湿热蕴结之毒。三药和合，使湿热邪气从小便排泄，而发黄自能痊愈。

【选注】

吴谦等:“伤寒七八日,身黄色明,小便不利,其腹微满,此里热深也。故以茵陈蒿治疸病者为君,佐以大黄,使以栀子,令湿热从大、小二便泻出,则身黄腹满自可除矣。”(《医宗金鉴·订正仲景全书伤寒论注》卷四)

柯韵伯:“茵陈禀北方之色,经冬不凋,受霜承雪,故能除热邪留结;栀子以通水源,大黄以调胃实。令一身内外之瘀热悉从小便出,腹满自减而津液无伤。此茵陈汤为阳明利水之妙剂也。”(《伤寒来苏集·伤寒论注》卷三)

【按语】

本方是主治湿热发黄的方剂。药虽三味,但配伍严谨,疗效卓著。茵陈一药,为治疗黄疸的专药,故用以为君;大黄泻热破结,栀子屈曲下行,故为臣使。茵陈在本方中宜先煎,大黄、栀子后下,则发挥治疗黄疸的作用。由于湿热黏腻之邪胶结难解,故在治疗时,还可单用茵陈一味煎汤代茶饮。

发黄一证,有阴阳之别。湿热郁蒸则发为阳黄,属阳明;寒湿内郁而发为阴黄,则属太阴。阳黄者,随其热与湿的轻重以及病情的偏表偏里,又分湿热并重而里有结滞、热重于湿而里无结滞以及湿热兼表的不同。因此,在治疗上就有下法、清法、汗法之异。本方所主,当属湿热并重,里有结滞的黄疸。夫湿热乃重浊之邪,常可导致腑气不利而出现腹满、大便不畅等证。本方中的大黄主要导湿热以下行,非专以泻下为能事,故方后注云:“一宿腹减,黄从小便去也。”

目前,临床用本方随证加减化裁治疗急性黄疸性肝炎、暴发性肝炎,以及阻塞性黄疸等,若其病机属于湿热郁蒸发黄者,可取得满意疗效。

【方歌】

茵陈蒿汤治疸黄,阴阳寒热细推详;
阳黄大黄栀子入,阴黄附子与干姜。

【医案选录】

刘某,男,14岁。春节因食肥甘太过,又感受时邪,因而发病。症状有周身疲乏无力,心中懊侬,不欲饮食,并且时时泛恶,小便黄短,而大便尚可。此病延至两日,而身目发黄,乃到某医院诊治,确诊为“急性黄疸性肝炎”,给中药六包,嘱每日服一包。服至四包,症状略有所减,而黄疸未退,乃邀余诊。脉弦滑数,舌苔黄腻。此时患童体疲殊甚,亦不能起立,饮食甚少，频频欲吐。此证乃肝胆湿热蕴郁不解所致。

为疏：柴胡 12 克，黄芩 9 克，半夏 10 克，生姜 10 克，大黄 6 克，茵陈 30 克，生山栀 10 克。

此方书毕，有一同道问曰：此人太虚，应从补法入手为是，而君何以用大黄耶？余曰：此证本非虚，而体疲乏力者，为湿热所困故也。若湿热一去，则诸证自减。如果用补法，则必助邪，后果则难设想也。

上方连服三剂，而病愈大半。又服三剂，然后改用茵陈五苓散，乃逐渐痊愈。（刘渡舟医案）

三、猪肤汤

【药物组成】

猪肤一斤

【煎服法】

上一味，以水一斗，煮取五升，去滓，加白蜜一升，白粉五合，熬香，和令相得，温分六服。

【适应证】

少阴下利，寒随利减，热从利生，咽喉疼痛，或声音嘶哑，并见胸满心烦等证。

【原文】

第 310 条。

【方义】

猪肤味甘微寒，能滋肾阴、润肺燥、退虚热；白蜜甘平，润燥养血，生津益阴；白米粉甘平，养脾益胃。三味合用，而有清虚热、润肺肾的作用，对少阴虚火上炎的咽喉肿痛极为合拍。

【选注】

成无己："猪，水畜也，其气先入肾。少阴客热，是以猪肤解之，加白蜜以润燥除烦，白粉以益气断利。"（《注解伤寒论》卷六）

尤在泾："猪，水畜而肤甘寒，其气味先入少阴，益阴除客热，止咽痛，故以为君。加白蜜之甘以缓急，润以除燥而烦满愈。白粉之甘能补中，温能养脏，而泄利止矣。"（《伤寒贯珠集》卷七）

【按语】

下利日久，脾胃气虚，阴津大耗，阴不制阳，虚火上炎，所以用猪肤润燥，白蜜生津，而米粉则补下后之虚。

综观全方，均为饮食之品，故本方具有食物疗法的意义。

【方歌】

猪肤斤许用水煎，水煎减半滓须捐；

再投粉蜜熬香服，少阴咽痛利且烦。

【医案选录】

徐君育素禀阴虚多火，且有脾约便血证。十月间患冬温发热咽痛，里医用麻黄、杏仁、半夏、枳、橘之属，遂喘逆倚息不得卧，声飒如哑，头面赤热，手足逆冷，右手寸关虚大微数。此热伤手太阴气分也，与萎蕤、甘草等药不应。

为制猪肤汤一瓯，令隔汤炖热，不时挑服，三日声清，终剂而痛如失。（摘《张氏医通》卷二）

四、桔梗汤

【药物组成】

桔梗一两　甘草二两

【煎服法】

上二味，以水三升，煮取一升，去滓，温分再服。

【适应证】

少阴病咽痛，若服甘草汤不效者。

【原文】

第311条。

【方义】

甘草清热解毒止痛，加桔梗则开结消肿，故治咽喉肿痛甚效。

【选注】

徐灵胎："少阴病，二三日，咽痛者，可与甘草汤（大甘为土之正味，能制肾水越上之火）；不差，与桔梗汤（佐以辛苦开散之品。《别录》云：疗咽喉痛）。"（《伤寒论类方·杂法方类十二》）

【按语】

桔梗汤证的咽痛，比甘草汤证的重。《金匮要略》用本方治疗肺痈"咳而胸满，振寒脉数，咽干不渴，时出浊唾腥臭，久久吐脓如米粥者"，反映了本方有清热解毒、消肿排脓的功效，因而不容忽视。

【方歌】

甘草桔梗治咽痛，消炎解毒妙堪用；

阴中伏热结于喉，切忌苦寒投此证。

【医案选录】

马铭鞠治倪仲昭，患喉癣，邑中治喉者遍矣。喉渐渐腐去，饮食用粉面之烂者，必仰口而咽，每咽，泣数行下。马曰：此非风火毒也，若少年曾患霉疮乎？曰：未也。父母曾患霉疮乎？曰：然。愈三年而得我。马以为，此必误服升药之故。凡患此疮者，中寒凉轻粉之毒，毒发于身。升药之毒，毒发于愈后所生子女，毒深者且延及于孙若甥。倘不以治结毒之法治之，必死。

以甘桔汤为君，少入山豆根、龙胆草、射干，每剂用土茯苓半斤浓煎，送下牛黄二分，半月而痊。竟不用吹药。后询知伊父母，果服升药愈，愈后曾口碎，故遗毒如此之烈也。（摘《古今医案按》卷七《咽喉》）

五、苦酒汤

【药物组成】

半夏（洗、破如枣核）十四枚　鸡子（去黄，内上苦酒，着鸡子壳中）一枚

【煎服法】

上二味，内半夏著苦酒中，以鸡子壳置刀环中，安火上，令三沸，去滓，少少含咽之。不差，更作三剂。

【适应证】

咽中伤生疮，或溃烂有脓液及分泌物，声音嘶哑，音不出者。

【原文】

第 312 条。

【方义】

苦酒解毒敛疮，活血消肿；鸡蛋清利血脉止痛，润喉而清音；半夏涤痰开喉痹，散结气。

【选注】

吴谦等：“用半夏涤涎，蛋清敛疮，苦酒消肿，则咽清而声出也。”（《医宗金鉴·订正仲景全书伤寒论注》卷七）

【按语】

本方主药苦酒与鸡蛋清亦饮食之品，与猪肤汤用于虚热咽痛又是对比之方。苦酒即米醋，有消炎杀菌、解毒敛疮之功。鸡蛋清不仅滋润，还能通利血脉。少少含咽的服法，使药持续于患处，则其效更为理想。

陈蔚认为："一鸡子壳之小，安能纳半夏十四枚之多？……余考原本，半夏洗破十四枚，谓取半夏一枚，洗去其涎而破为十四枚也。旧本'破'字模糊，翻刻落此一字，以致贻误之今，特正之。"(《长沙方歌括》卷五)

【方歌】

半夏一枚十四升，鸡清苦酒搅几回；

刀环捧壳煎三沸，咽痛频吞绝妙哉。

【医案选录】

严某，男，石匠。咽中痛，声喑，吞咽困难，脉象两寸独浮虚。诊断：少阴之经，循咽喉系舌本，阴火上炎而致咽喉中病变。处方苦酒汤。

取鸡子白以清火润肺，半夏破结散邪，合苦酒酸以散瘀解毒。

仅服一剂，痛止声开。次日邂逅相遇，道谢不已。(摘《广东中医》1962,7)

六、半夏散及汤

【药物组成】

半夏(洗)　桂枝(去皮)　甘草(炙)

【煎服法】

上三味，等分，各别捣筛已，合治之。白饮和服方寸匕，日三服。若不能散服者，以水一升，煎七沸，内散两方寸匕，更煮三沸，下火令小冷，少少咽之。(半夏有毒，不当散服)

【适应证】

风寒阻于少阴经，故咽中疼痛，红肿不甚，痰涎较多。

【原文】

第313条。

【方义】

半夏开咽喉之痹，桂枝散风寒之结，炙甘草扶正和中。

【选注】

尤在泾："少阴咽痛，甘不能缓者，必以辛散之；寒不能除者，必以温发

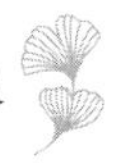

之。盖少阴客邪郁聚咽嗌之间，既不得出，复不得入，设以寒治则聚益甚，投以辛温则郁反通。《内经》微者逆之、甚者从之之意也。半夏散及汤，甘辛合用，而辛胜于甘，其气又温，不特能解客寒之气，亦能劫散咽喉怫郁之热也。”（《伤寒贯珠集》卷七）

【按语】

《神农本草经》认为半夏主“喉咽肿痛”，桂枝治“结气喉痹”，所以风寒咽痛郁闭不解，可用本方治疗。

【方歌】

半夏研散或用汤，少阴咽痛效最彰；

半夏桂甘煎少与，微冷慢呷不用忙。

【医案选录】

郑某，家庭妇女，身体素弱，有痰嗽疾患。因娶媳届期，心力俱劳引起恶寒、发热、疼痛等证，咽喉痛尤剧，卧床不起，吞咽困难，脉象两寸浮缓，咽部肤色不变。

诊断：三阴中少阴主枢，少阴之经循于咽喉，枢机失常，邪气拂逆，不自外达而发生咽痛。

治疗：半夏汤原方。义取桂枝以解肌，甘草以清火，半夏散结降逆的表里兼治法。嘱徐徐咽下。

服二剂，寒热痰嗽咽痛顿消，继以扶正而愈。（摘《广东中医》1962）

七、乌梅丸

【药物组成】

乌梅三百枚　细辛六两　干姜十两　黄连十六两　当归四两　附子（炮，去皮）六两　蜀椒（出汗）四两　桂枝（去皮）六两　人参六两　黄柏六两

【煎服法】

上十味，异捣筛，合治之。以苦酒渍乌梅一宿，去核，蒸之五斗米下，饭熟捣成泥，和药令相得，内臼中，与蜜杵二千下，丸如梧桐子大。先食饮服十丸，日三服，稍加至二十丸。禁生冷、滑物、臭食等。

【适应证】

蛔厥腹痛，呕吐或吐蛔，时作时止，得食更甚，心烦不安，痛剧则手足厥冷。又主寒热错杂之久利。

【原文】

第338条。

【方义】

乌梅味酸，醋渍重用，养肝敛阴，安蛔止痛，为方中主药；细辛、干姜、附子、蜀椒温中散寒，杀虫驱蛔；黄连、黄柏清热燥湿；人参补脾益胃；当归养血柔肝。方中酸苦辛热并施，为调和肝胃、安蛔止痛之法。本方又有补气和血、酸涩固脱的作用，故又可治疗寒热错杂之久利。

【选注】

柯韵伯："伤寒脉微厥冷烦躁者，在六七日，急灸厥阴以救之。此至七八日而肤冷，不烦而躁，是纯阴无阳，因脏寒而厥，不治之证矣。然蛔厥之证，亦有脉微肤冷者，是内热而外寒，勿遽认为脏厥而不治也。其显证在吐蛔，而细辨在烦躁。脏寒则躁而不烦，内热则烦而不躁。其人静而时烦，与躁而无暂安者迥殊矣。此与气上撞心，心中疼热，饥不能食，食即吐蛔者，互文以见意也……看厥阴诸证，与本方相符，下之利不止，与又主久利句合，则乌梅丸为厥阴主方，非只为蛔厥之剂矣。"（《伤寒来苏集·伤寒论注》卷四）

尤在泾："按古云：蛔得甘则动，得苦则安。又曰：蛔闻酸则静，得辛热则止。故以乌梅之酸，连柏之苦，姜、辛、归、附、椒、桂之辛，以安蛔温脏而止其厥逆。加人参者，以蛔动中虚，故以之安中而止吐，且以御冷热诸药之悍耳。"（《伤寒贯珠集》卷八）

【按语】

厥阴病为六经病中最末一经之病，是正邪交争的最后阶段。在此，邪正消长、寒热进退的矛盾表现得十分尖锐。由于阴阳胜复而不平衡，导致寒热之证互见，成为厥阴病的一个特点。《医宗金鉴》说："厥阴者，为阴尽阳生之脏，邪至其经，从阴化寒，从阳化热，故其为病，阴阳错杂，寒热混淆也。"

本方用药虽比较繁杂，但配伍却是严谨的。方中寒热并用，不仅能安蛔止痛，更有调和肝胃、分解寒热之功，与厥阴提纲证相符。故本方除治疗蛔厥证外，还应视为治厥阴病寒热错杂证的主方。

【方歌】

乌梅丸治蛔厥证，连柏干姜参归用；

川椒桂辛与附子，乌梅三百力始胜。

【医案选录】

阮某，女，23岁。1962年1月4日就诊，门诊号109587。腹中疼痛已历七日，食则更甚。时常呕酸，吐宿食，口渴而不欲饮。昨曾吐蛔虫三条。脉沉涩，舌苔白而干。拟属厥阴蛔痛，师乌梅丸意。

处方：乌梅五枚，川椒二钱，黄连二钱，黄芩二钱，吴茱萸三钱，半夏三钱，川芎三钱，苦楝根皮一两，槟榔六钱，芜荑四钱。

服两剂后，下蛔虫二条，各种症状均除。（摘《伤寒论汇要分析》）

八、白头翁汤

【药物组成】

白头翁二两　黄柏三两　黄连三两　秦皮三两

【煎服法】

上四味，以水七升，煮取二升，去滓，温服一升。不愈，更服一升。

【适应证】

厥阴肝湿热下注而下利脓血，里急后重，身热心烦，渴欲饮水，腹痛，肛门灼热，小便短赤，舌红苔黄腻，脉弦滑数。

【原文】

第371条、373条。

【方义】

白头翁苦寒清热，凉血解毒；秦皮苦寒，清肝凉血；黄连清热厚肠；黄柏燥湿坚阴。为清热燥湿，解毒止利的有效之方。

【选注】

吴谦等："三阴俱有下利证。自利不渴者，属太阴也；自利而渴者，属少阴也。惟厥阴下利，属于寒者，厥而不渴，下利清谷；属于热者，消渴下利，下重便脓血也。此热利下重，乃火郁湿蒸，秽气奔逼广肠，魄门重滞而难出，即《内经》所云暴注下迫者是也。君白头翁，寒而苦辛；臣秦皮，寒而苦涩。寒能胜热，苦能燥湿，辛以散火之郁，涩以收下重之利也。佐黄连清上焦之火，则渴可止；使黄柏泻下焦之热，则利自除也。"（《医宗金鉴·订正仲景全书伤寒论注》卷八）

尤在泾："伤寒热邪入里，因而作利者，谓热利；下重即后重，热邪下注，虽利而不得出也。白头翁苦辛除邪气，黄连、黄柏、秦皮苦以坚之，寒以清之，涩以收之也。"（《伤寒贯珠集》卷八）

【按语】

本方药物虽只四味，但配伍有度，为治厥阴湿热利的有效方剂。现常用此方治疗急性菌痢和阿米巴痢疾，临床实践证明有很好的疗效。但应注意，本方除了不适用于虚寒及寒湿下利以外，对舌红少苔的阴虚下利证，亦非所宜。若误投本方，则苦寒化燥，更伤其阴，反使病情严重。

【方歌】

白头翁汤下利寻，黄连黄柏白头秦；

识得欲饮属内热，下重难通此方珍。

【医案选录】

欧某，男，48岁，福州市人，1962年1月10日就诊。下利已十余日，始则小腹疼痛，里急后重，大便呈黏液状。近日所下多脓血，日行20余次，肛门有灼热感，口燥而苦，时时欲呕，饮食尚可，小溲短赤而热。此系湿热内聚胃肠，挟肝胆相火上逆，则口燥苦而欲呕，下迫则为赤痢，饮食尚可，知非禁口痢。治从清热利湿，兼与疏肝利胆。

处方：小柴胡汤二两，白头翁四钱，秦皮三钱，黄连二钱，黄柏二钱。

1962年1月12日复诊：大便次数减为一日十余次，里急后重稍差，余症同前。

处方：白头翁四钱，秦皮三钱，柴胡三钱，赤芍三钱，大黄四钱，黄芩、枳壳、半夏、黄柏、生姜各二钱，黄连一钱五分。

连服两剂，下痢基本控制，腹痛欲呕均瘥。……（摘《伤寒论汇要分析》第七章厥阴病篇）

九、吴茱萸汤

【药物组成】

吴茱萸（洗）一升　人参三两　生姜（切）六两　大枣（擘）十二枚

【煎服法】

上四味，以水七升，煮取二升，去滓，温服七合，日三服。

【适应证】

呕吐涎沫甚多，或干呕，或食谷欲呕，或呕吐酸水，胃脘痛，头巅痛，手足不温，或有腹泻、烦躁等证，舌淡苔白滑，脉沉弦迟。

【原文】

第243条、309条、378条。

【方义】

吴茱萸苦辛热，苦以降逆，热以去寒，是治肝胃气逆、呕吐涎沫的要药；生姜辛温，长于止呕，辅佐吴茱萸温中散寒，降逆和胃；人参、大枣甘温滋润，补中益气，以扶正虚。

【选注】

汪琥："盖呕为气逆，气逆者必散之。吴茱萸辛苦，味重下泄，治呕为最。兼以生姜，又治呕圣药，非若四逆中之干姜守而不走也。武陵陈氏云其所以致呕之故，因胃中虚生寒，使温而不补，呕终不愈，故用人参补中，合大枣以为和脾之剂焉。"（《中寒论辩证广注》卷上）

【按语】

本方在《伤寒论》中凡三见。一见阳明胃气虚寒呕吐；二见少阴寒气犯胃呕吐；三见厥阴寒饮浊气上逆呕吐。因皆有胃寒呕吐一证，故均用吴茱萸汤治疗。若少阴寒甚迫胃，可兼见手足厥冷、下利等证；若肝寒循经上逆，亦可见到巅顶头痛等证，可见本方以治寒性呕吐为所长。

郭雍在《伤寒补亡论》中说："凡少阴病，四逆而烦躁者，未问其余证，先宜服吴茱萸汤；四逆而无烦躁证者，先宜服四逆汤；四逆下利脉不出者，先宜服通脉四逆汤。"指出了治疗少阴病寒证的方法和规律。

本方加附子，名吴茱萸加附子汤，治寒疝腰痛，牵引睾丸，尺脉沉迟等证。

【方歌】

吴茱萸汤暖胃肝，呕吐涎水痛在巅；

萸姜人参与大枣，温中降逆治阴寒。

【医案选录】

阎某，男，37岁。患十二指肠球部溃疡已一年有余，某医院外科建议手术治疗。其病发作常于每夜12时左右，见左下腹胀痛，呕吐反酸，周身寒战，头目眩晕。察脉弦缓，舌质淡嫩，苔白而润。

从舌脉看，反映了肝胃寒邪上逆之象。子夜为阴盛之极，故病发胀痛、呕吐；阴来搏阳，故寒战。为疏吴茱萸汤：

吴茱萸12克，生姜12克，党参9克，大枣12枚。

服二剂，诸证皆减，唯大便干，原方加当归9克，服12剂，病愈。（摘《伤寒论通俗讲话》）

十、烧裈散

【药物组成】

妇人中裈近隐处,取烧作灰。

【煎服法】

上一味,水服方寸匕,日三服。小便即利,阴头微肿,此为愈矣。妇人病,取男子裈烧服。

【适应证】

阴阳易为病,其人身重少气,少腹里急,或引阴中拘挛,热上冲胸,头重不欲举,眼中生花,膝胫拘急。

【原文】

第392条。

【方义】

此方能导阴中邪热从小便出,男病用女,女病用男,取同气相求之义。

【选注】

成无己:"大病新差,血气未复,余热未尽,强合阴阳得病者名曰易。男子病新差未平复,而妇人与之交,得病名曰阳易;妇人病新差未平复,男子与之交,得病名曰阴易。以阴阳相感动,其余毒相染著,如换易也。其人病身体重,少气者,损动真气也;少腹里急,引阴中拘挛,膝胫拘急,阴气极也;热上冲胸,头重不欲举,眼中生花者,感动之毒、所易之气,熏蒸于上也。与烧裈散以道阴气。"(《注解伤寒论》卷七)

【按语】

阴阳易和房劳复是两种病,不能混为一谈。此病历代医学文献中均有记载,近代医家如山西李汉卿曾亲手治愈数例(有案可稽)。

本证若见阴虚有热的,可用白薇、花粉、竹茹等清热养阴之品送服烧裈散。若阳虚有寒的,多以四逆汤或理中汤送服烧裈散。

此病多见于男性。服药后,以"小便即利,阴头微肿"为验。

【方歌】

近阴裈裆剪来烧,研末还须用水调;

同气相求疗二易,长沙无法不翘翘。

【医案选录】

张路玉治冯茂之,夏月阴阳易,而腰痛少腹急,烦躁谵妄,舌色青紫而中有黄苔肿裂，虽渴欲冷饮，而舌却不甚干，心下按之鞕痛，嗳而矢气，此挟宿食也。所可虑者，六脉虚大，而两尺则弦，按之皆无根耳。

遂以逍遥汤加大黄一剂，下黑秽甚多。下后诸证悉除，但少腹微冷作痛，又与烧裈散一服，煎五苓散送下而安。(摘《古今医案按》卷一)

十一、牡蛎泽泻散

【药物组成】

牡蛎(熬) 泽泻 蜀漆(暖水洗，去腥) 葶苈子(熬) 商陆根(熬) 海藻(洗，去咸) 栝楼根各等分

【煎服法】

上七味，异捣，下筛为散，更于臼中治之，白饮和服方寸匕，日三服。小便利，止后服。

【适应证】

治大病差后，腰以下有水气，按之凹陷，二便不利，脉沉有力。

【原文】

第395条。

【方义】

牡蛎入肝，软坚以消痞；泽泻滋阴导水而下行；瓜蒌根生津清热；商陆根峻逐水邪；海藻软坚行气；蜀漆劫痰化水；葶苈子泻肺利水。其皆走而不守，有泄热逐水之效。

【选注】

陈蔚："牡蛎、海藻生于水，故能行水，亦咸以软坚之义也；葶苈利肺气而导水之源；商陆攻水积而疏水之流；泽泻一茎直上，栝蒌生而蔓延，二物皆引水液而上升，可升而后可降也；蜀漆乃常山之苗，自内而出外，自阴而出阳，所以引诸药而达于病所。又，散以散之，欲其散布而行速也。但其性甚烈，不可多服，故曰小便利，止后服。此方用散，不可作汤，以商陆水煮服，杀人。"(《长沙方歌括》卷六)

【按语】

本方用于正气不衰的实性水肿，以下肢水肿与腹水不消为特征。牡蛎配瓜蒌根，用以养阴清热，活血软坚，是针对病之本在于肝而设；其余五药攻利水邪，则是针对病之标在于三焦而设，故本方治肝硬化腹水而实有良效。

【方歌】

牡蛎泽泻治如何，下肢肿胀病未瘥；

商陆葶苈泻水结，蜀漆藻蒌破坚邪。

【医案选录】

某……又　脉如涩，凡阳气动则遗，右胁汩汩有声，坠入少腹，可知肿胀非阳道不利，是阴道实，水谷之湿热不化也。议用牡蛎泽泻散：

左牡蛎四钱（泄湿），泽泻一钱半，花粉一钱半，川桂枝木五分（通阳），茯苓三钱（化气），紫厚朴一钱。午服。（摘《临证指南医案》卷三《肿胀》）

方剂索引

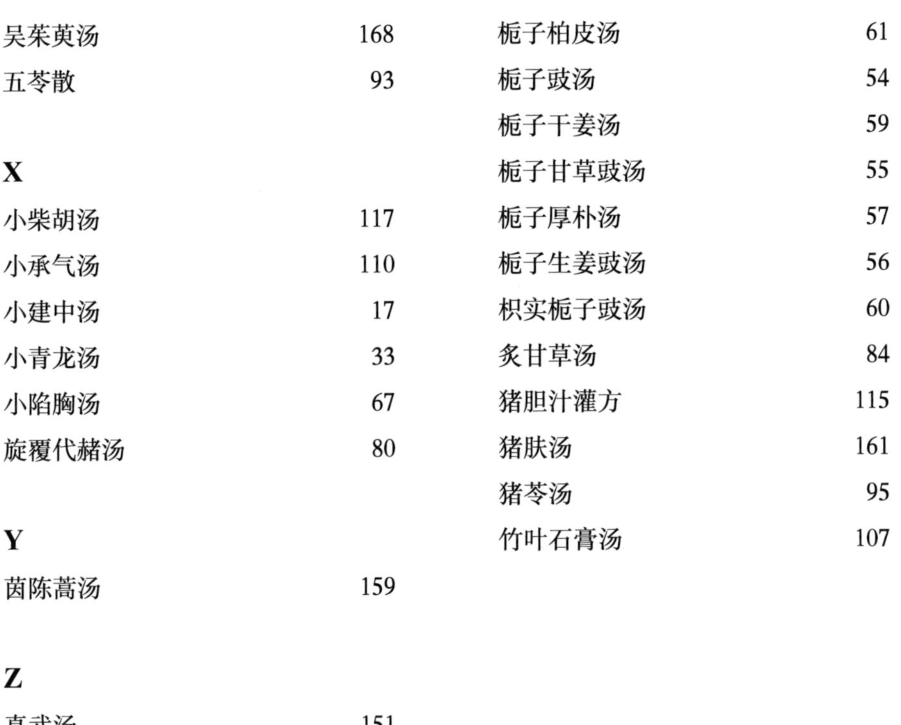